何裕民精准饮食抗癌智慧

畅销书《癌症只是慢性病：何裕民教授抗癌新视点》
《生了癌，怎么吃：何裕民教授饮食抗癌新视点》
著者最新力作

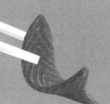

生了胃癌，怎么吃

主　审：何裕民　　主　编：孙丽红　金泉克

副主编：杨　涛　蹇妮彤

编　委：洪　丽　原永鹏　孙娜娜　陈秋月

CTS | K 湖南科学技术出版社

·长沙·

序

胃癌是中国（乃至世界范围）最常见的癌症之一，也是死亡率极高和死亡人数很多的癌症之一。有效控制胃癌的发生，协助患者尽早康复，是所有医生及相关者的夙愿！孙丽红博士与金泉克博士两位主编的《生了胃癌，怎么吃》，无疑将在这方面做出贡献，因为谁都知道——胃癌的发生与吃有关，患上了能不能很好地康复，也与吃有关。怎么吃才是合理的并且有助于康复，显然人们都想有所了解。虽然坊间及媒体众说纷纭，却莫衷一是！权威又未见发声，故人们只能祈祷及期待新的进展。现在，两位资深博士给出了权威性且具体的指导，满足了社会的企盼，自然是件大好事。笔者先睹为快，愿意多说几句。

（一）

孙丽红教授是笔者多年前指导的在职攻读博士生，主攻的就是饮食营养与癌症的防治。当时，她已在上海中医药大学从事与饮食健康相关的教学工作多年，她一边上门诊了解患者，一边做课题研究，分析常见癌种（包括胃癌）与饮食营养的关系。研究后结论明确：胃癌是今人常见的癌症，很大程度就是吃得不适合诱发出来的！金泉克博士的博士课题就是消化道肿瘤的中医药防治，从事肿瘤专业医疗工作 10 余年，兢兢业业于癌症临床门诊，亲手诊治的胃及其他消化道肿瘤患者数以千计，更是对消化道肿瘤（尤其是胃癌）的饮食调控尤其上心，颇有体会及经验。因此，两位专业权威的联袂，此书一定是值得众人企盼的。

（二）

言归正传，关于胃癌要说的话很多。笔者曾在上海奉贤人民医院实习，当时的医科大学生，实习时什么都要做，我就经历过几台癌症手术。其中一台就是胃癌手术，那时（20 世纪 70 年代）癌症患者不多，能接受手术的更少。对实习生来说机会难得。为了该手术，科室早就行动了。而那时候实习生与医生关系非常融洽，大家既兴奋又不安。兴奋的是，终于可以试试主动切除肿瘤了，不安在于成败未卜（当时成功率很低，但患者及家属强烈希望做手术）。笔者负责的是术中拉钩——做助手，帮助暴露视野。手术不理想，打开后剥离过程困难，出现出血，反反复复七八小时才关腹。术后又出现伤口感染、发热，折腾得厉害，三四周后患者走了，彻底失败了！而毕业不久，该医院外科的带教医生、比我们仅高两届的同校毕业师兄陆某走了，也是胃癌，去世时还不到 30 岁。我们曾日夜厮守在一起半年多（初级医生是要一直待在医院病房的），颇有感情。他的去世，令吾等伤感。因此，胃癌在我的记忆中蒙着一层厚厚的阴影。

从事癌症治疗后，胃癌算得上是接触最多的癌症之一了。

仅在 2013—2021 年间，笔者所在的医疗机构就接诊了 3033 例新老胃癌患者（其中有不少是若干年前延续下来的）。因此，对胃癌患者有了较为细致且长期的关注及追踪分析。

笔者理论上擅长于心身医学视野分析，可以说是中国心身医学的开拓者、先行者之一（曾主持中华医学会心身分会工作，并曾获中华心身医学终身成就奖等）。心身医学强调"胃是情绪器官"，受情绪影响很明显。故此背景下，这类认知主导着我的临床分析、解读角度，我常常比他人更愿意多多关注胃癌患者的个性特征及情绪基调等，也的确发现了胃癌患者的一系列个性和情绪特点。并坚信调治胃癌等患者，如果不从心理、情绪、个性等多方面着手，要想促使患者很好地康复，可能会劳而无功，至少是事倍功半的。因此，从心身各个角度来调治，对胃癌来说是非常非常关键的。故可以突出强调，胃癌尤其需要"从'心'治疗"。

（三）

临床长期观察让我意识到胃癌的发生，从现象角度大致有三类情况：

第一，一定的遗传特征。大家知道，法国的拿破仑就有胃癌家属史。有这类家属史者，不在少数。他们的胃癌发病往往比较早，一般 30～45 岁即发病，而且恶性程度相对比较高，有些往往就表现为印戒细胞癌等。这是有许多资料支持的，不用多说了。

第二，生活方式不当的。此类胃癌属于胡吃海喝、大鱼大肉、烟酒不拒、蔬菜水果不碰或很少摄入者，往往以男性为多见，大都也就是 30～40 岁发病的。我们最年轻的胃癌患者就是 17 岁，天天吃外卖，从来不吃蔬菜水果，而且几乎每天吃夜宵，初中肄业就出去工作，三四年后胃痛，急诊送医院，发现胃溃疡穿孔，检查一看：晚期胃癌！

就在写这段文字的前两天，我的一位内蒙古的癌症患者，也是老朋友，打电话紧急求助，原来，他的弟弟几年前去美国留学，几个月前回来了。回来这段时间，在内蒙古家里，因无事可干，也因为在美国憋得慌、馋得慌，故这段时间几乎天天喝酒吃肉。用他电话里的话说："一天就是两件事，中午吃，晚上吃，连续将近一个月的日夜颠倒……"前两天吃晚饭时突然胃部剧痛，紧急送到医院，认为可能是胃穿孔，立即实施急诊手术，打开腹腔一看，是晚期胃癌。这种案例，反反复复地发生着，可不戒乎！其实，内蒙古、新疆等地（也包括内陆一些城市）胃癌高发，往往就和这类酒肉无度、好食烧烤等生活方式有关。

第三，情绪压抑，不善发泄者。这类患者常有明显的情绪/个性特征，且往往发生在 40 多岁后（特别是 50 多岁后）的男男女女中。他们每每表现出明显的个性特征，主要特点为内秀、不轻易表达情感、常自我压抑、不善发泄及表达、轻易不发火，俗话说"三拳头打不出一个闷屁"，有典型的癌症 C 型人格特点。这些人往往平时为人低调，表面谦和，内心敏感，常愤愤不平，即使有情绪，在公开场合也不愿意轻易流露。"打掉牙齿往肚里咽"，但这并不是豁达，看得开，而是想不通，只会生闷气，不吭声。男性抽烟者常埋头拼命抽闷烟……有时不时的胃痛等。

上述想表达的就是两层意思：

1. 胃癌生活方式非常重要，怎么吃是关键！

2. 胃癌患者调整情绪非常关键。

因此，我们已经在《从心治癌》一书中有详细介绍——笼统地说，治胃先护"心"，要指出患者的个性特征，"告知以其败"，指导其要"难得糊涂"，帮助他善于及时宣泄情感，等等。

（四）

按临床特点，胃癌可粗略分成早期及进展期两大类，虽临床以进展期为多见，但合理治疗后，令其进展变缓，转化为停滞型的，未尝不可。按病理分类，则大都是腺癌，罕见有鳞癌或混合型的，相对单纯些；腺癌中还可进一步细分为乳头状腺癌、管状腺癌（高分化及中等分化）、低分化腺癌、黏膜腺癌、印戒细胞癌、皮革胃、硬癌、未分化癌等类型。其中，后几类比较棘手，控制较为困难。尤其是印戒细胞癌等，既常见又最让人纠结。在此特别分析介绍。

印戒细胞癌占胃癌的 4.5%～10%，发病年龄一般都比较轻，而且女同胞很多；从临床观察来看，似乎发病和饮食关系不太密切。对部分患者寻根刨底式地追问，可发现部分患者存在着隐性家族史，其祖上可能存在着消化道肿瘤病史，隐含着某种遗传倾向。

从临床来看，印戒细胞癌对化疗不敏感，放疗不太现实，且其发病率不低。因此，第一次手术成功与否十分重要，并要求术后坚持进行必要的化疗及较长时间的中医药干预。而且，前一两年内重点关注是否有肝转移征兆，有的话需及时处理；后三四年则重点关注腹腔/盆腔有无种植征兆。在早期，不宜与患者过多提及转移与否等问题，以免徒生焦躁，但要求患者中西医结合治疗周期延长一点。

记忆深刻的印戒细胞癌患者叫吴强，是南通人。为什么特别记得名字呢？因为他与《红日》作者同名。1998年来看诊时，已有盆腔种植征兆了，大家心照不宣，就是借助中医药内服外敷，到2002年前后，系统检查，没见发展，医患双方讨论就轻松多了。又过了两三年（2004年前后），一切安好，总算度过了8年难关（他是1996年做的手术）。此后，他主动愿意提及印戒细胞这类问题。其实，早期医患双方都心里明白，只是不想挑明了说，免得徒增压力而已。

交往比较密切的是南京陆某，2007年确诊为晚期胃癌，印戒细胞类型，她是财务总监，性急较真，伴焦躁失眠。其先生是企业家，手术医生告知其先生她预后很不好，建议适当化疗后，重点找中医师进行调理。她先生在网上查了，得知其恶性程度很高，遂隐瞒了病理类型，只是私下提醒了我。我们心照不宣，轻轻松松地交往着。早期她几乎一个月来一次上海，逐渐地，她失眠改善了，不再焦躁了……四五年后她自己得知实情，已经度过危险期了，心里很坦然。现已过去15年，她还不时来看看我们，优哉游哉地活得很好。看到门诊同类因癌症而焦躁不安的患者，还主动劝说，现身说法，鼓励患友们积极乐观地面对当前难题。

又如，一位年轻的中国女子嫁到日本，2012年被确诊为印戒细胞癌，在日本东京做的手术，很快肚脐眼出现红肿硬块，伴疼痛，日本医生不以为然，认为是感染。她联系笔者后传来照片，笔者看后却感到十分担忧。因为她与笔者女儿同龄，而且相识，故联系较为密切。笔者看到照片后，坚决认为是脐眼种植，嘱其务必尽快回国内（上海）找有经验的外科医生做第二次手术。果真，术后病理诊断为印戒细胞癌种植，接着补了几次化疗后，单纯以中医药治疗，并严密追踪观察，现在 10 年过去了，种植转移也过去 4 年多了，一切均安，康复良好。其实，尽管胃癌中印戒细胞癌的确较难控制，但强调中西医结合，且适当延长后续的巩固治疗时间，加上综合调理，预后是很好的。

（五）

最后还想强调一下，胃癌大都是腺癌，虽控制不算十分容易，但现在中西医结合的纠治方法很多，有的针对性很强；医患之间有序配合，饮食、心理综合优化，胃癌患者的长期康复，不难实现！例如上海的朱女士，1996 年 44 岁时患上晚期胃癌，有多处转移，接受中西医结合治疗后很快康复，在笔者门诊处长期从事康复义工 26 年整，她身边聚起了几十位年轻的晚期胃癌患者，在她以过来人身份指导下，个个活得精彩纷呈，活力十足，足可成为康复楷模和生活指导。

至于胃癌的饮食调整，本书提供了一系列具体且专业的指导，可参照进行。

总之，孙丽红、金泉克两位博士编著的《生了胃癌，怎么吃》，对芸芸众生来说，可谓开卷有益；而对于胃癌患者本人及家属，更是不可或缺的葵花宝典、生活饮食的行为指南！

是以为序！

上海中医药大学教授、博士生导师

中华医学会心身医学前任会长　　何裕民

中国健诺思医学研究院创始人

2022 年 1 月 20 日（大寒）

前言

我们俩都受惠于何裕民教授学识多年。孙丽红博士在世纪之交便在上海中医药大学博士生导师何裕民教授（即本书的主审）的指导下，进行了数千例癌症与饮食关系的研究，发现了很多有意义的现象。从此以后便一直醉心于癌症患者的饮食研究及科普、讲学等，先后在全国多家电视台讲解肿瘤的科学饮食，颇受大众欢迎。并于2012年6月出版发行了《生了癌，怎么吃：何裕民教授饮食抗癌新视点》，很快，于2016年又修订出版发行了第二版。

金泉克博士是何裕民教授治疗团队核心成员，他早年主攻消化道癌症的中医药治疗及康复，且长期从事中医药防治癌症的临床及机制研究，尤其对难治性消化道肿瘤的防与治，有独到的经验和见解。在多年临床探索中，师承了自己导师的经验，同时又善于糅合何裕民教授的"王道"思想，除采用中医药内服/外敷外，尤其擅长对患者进行饮食、心理、体能锻炼等方面的综合指导，以帮助患者更好地恢复，经手诊治的消化道肿瘤患者数以万计，遍布全国各地。

《生了癌，怎么吃：何裕民教授饮食抗癌新视点》自出版发行以来，广受好评，发行量屡创新高。此书被中国书刊发行业协会评为"2012—2013年度全行业优秀畅销书",被中国图书商报评为"2012年度畅销书",荣获出版商务周报评定的2012年风云图书"年度风云生活书提名奖"。这些都确立了此书在中国民众饮食防控癌症中的历史性地位,很大程度上对推广肿瘤科学饮食、中医食疗药膳文化起到了积极的作用。

胃癌是临床常见的恶性肿瘤,且发病呈现年轻化的趋势。众多研究均显示,饮食不合理是胃癌的主要致病因素。而临床中,很多患者不知该怎么吃,往往病急乱投食,由此而引发的悲剧不在少数。因此,患者及其家属急需得到科学、权威、实用且针对性强的饮食指导。正好,我们俩一个偏重于消化道癌症的临床诊疗,一个专长于借饮食等以防范消化道癌症,并促使其康复,故不同学科相互结合,取长补短,相得益彰,成为从事这一领域研讨及科学传播的绝佳搭配。

为了能够细化不同肿瘤患者的合理饮食,给患者更加针对性的饮食指导,帮助患者提高生活质量和临床疗效,我们在《生了癌,怎么吃:何裕民教授饮食抗癌新视点》的基础上,针对胃癌患者推出个性化的精准营养方案和饮食指导,使得患者能更加详细地了解胃癌的饮食原则和食疗方法等。

本书从吃出来的胃癌说起,指出饮食不当是胃癌最常见的致癌因素,并从社会的历史变迁、人们饮食方式的改变说起,告诫人们胃癌的高危因素正在发生变化,合理饮食、防控胃癌刻不容缓。通过阐述饮食可致癌,也可治癌的认识,向读者呈现了国际最新的饮食与胃癌的关系研究成果,推荐了一些具有防范胃癌作用的食物,并从因人、因时、因地等角度出发,指出胃癌患者的饮食需遵循三因施膳等准则。同时详细介绍了胃癌患者在手术期、化疗期、靶向治疗期、服用中药期间以及康复期的精准饮食方案，手把手教你如何制作流质饮食，吃不下怎么办，如何补充营养，等等，对患者出现的身体不适症状，给予对症食疗方，操作方便，实用性强。最后阐述了患者的种种饮食误区，诸如能吃蛋白粉吗？需要忌口吗？红肉能不能吃等问题，一一对其进行辨析，在传递新知的同时，纠正且深化了人们对胃癌与饮食的全新认识。

　　本书是继主审何裕民教授的畅销书《癌症只是慢性病：何裕民教授抗癌新视点》《生了癌，怎么吃：何裕民教授饮食抗癌新视点》后的最新力作，书中也结合了何裕民教授和笔者大量的临床真实案例，实操性强，详细指导患者生了胃癌后，到底该怎么吃。在改善营养状况的同时，帮助患者提高临床治疗效果，延长生存期。相信本书能给广大胃癌患者在饮食方案的选择上提供有力的帮助！

　　本书的完成，很大程度上得益于广大患者的支持！在此，对所有的胃癌患者和广大读者表示衷心的感谢！感谢何裕民教授在本书编写过程中给予的大力支持和悉心指导！感谢在本书编写过程中给予帮助的各位朋友！

孙丽红　金泉克

目 录

一

吃出来的胃癌

随着社会的不断发展，近 40 年来，我国居民的生活方式和生活环境发生了巨大的变化，消化系统肿瘤已成为威胁居民身体健康的主要原因之一，疾病负担也呈持续上升趋势。胃癌是中国高发的消化道肿瘤之一，全球近半数的胃癌新发病例和死亡病例都发生在中国。而不健康的生活方式和饮食不合理是胃癌发生的主要致病因素。因此，针对胃癌高发的现状，做好宣教，改变不良的生活方式，提倡合理膳食营养，改善环境，可有效遏制胃癌的发生，对提高我国居民健康水平，实现"健康中国 2030"具有重要的意义。

中国：胃癌高发国家

胃癌（gastric cancer，GC）是临床常见的恶性肿瘤之一，其发病率在所有消化道恶性肿瘤中排第 2 位。根据最新国际癌症研究机构的统计数据显示，2020 年全球胃癌新发病例 108.9 万人，因胃癌死亡病例约 76.9 万人，分别居发病谱的第 5 位和死因谱的第 4 位（图 1、图 2）。

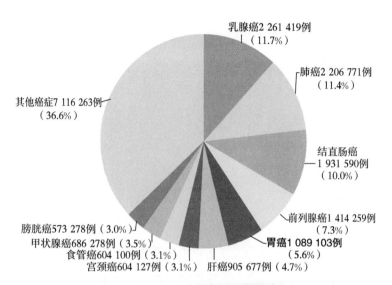

图 1　2020 年全球癌症估计新发病例

乳腺癌2 261 419例（11.7%）
肺癌 2 206 771例（11.4%）
其他癌症7 116 263例（36.6%）
结直肠癌 1 931 590例（10.0%）
前列腺癌1 414 259例（7.3%）
胃癌1 089 103例（5.6%）
膀胱癌573 278例（3.0%）
甲状腺癌686 278例（3.5%）
食管癌604 100例（3.1%）
宫颈癌604 127例（3.1%）
肝癌905 677例（4.7%）

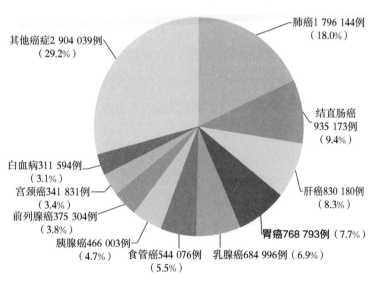

图 2　2020 年全球癌症估计新发死亡病例

肺癌1 796 144例（18.0%）
其他癌症2 904 039例（29.2%）
结直肠癌 935 173例（9.4%）
白血病311 594例（3.1%）
宫颈癌341 831例（3.4%）
前列腺癌375 304例（3.8%）
肝癌830 180例（8.3%）
胃癌768 793例（7.7%）
胰腺癌466 003例（4.7%）
食管癌544 076例（5.5%）
乳腺癌684 996例（6.9%）

数据来源：刘宗超，李哲轩，张阳，等. 2020 全球癌症统计报告解读［J］. 肿瘤综合治疗电子杂志，2021，7（2）：1–14.

由于地理环境、饮食文化和人群分布等差异，胃癌的发病率和死亡率在世界范围内存在较大的差异，也就是我们常说的地域差异很大，尤其是在一些发展中国家，胃癌新发病例几乎占到了世界范围内全部病例的 70% 以上。

　　与美洲、欧洲以及非洲地区的国家相比，亚洲地区一些国家的胃癌发病率和死亡率则相对较高，其中约 50% 发生在东亚地区，特别是中国、韩国、日本和蒙古。亚洲人之所以容易罹患胃癌，除了受到吸烟、饮酒因素的影响以外，还跟东亚人特有的一种基因——ALDH2 突变有关，ALDH2 突变在东亚人当中十分普遍，研究发现 70% 的胃癌患者都有 ALDH2 基因突变。

　　中国是胃癌高发的国家之一。据相关统计数据显示，2020 年中国新发胃癌病例数 47.9 万人，约占全球胃癌新发病例的 43.9%；死亡人数 37.4 万人，约占全球因胃癌相关死亡人数的 48.6%。也就是说，全球近半数的胃癌新发病例和死亡病例都发生在中国。

　　另外，与世界各国相比，中国男性及女性胃癌死亡率均居于首位。这与中国胃癌患者早期诊断率相对偏低，特别是一些偏远贫穷地区，往往医疗水平和生活水平有限，约 80% 的胃癌患者就诊初期就已处于进展期有关。因此，中国胃癌患者的生存状况较日本和韩国差。据相关报道显示，我国胃癌患者的 5 年存活率仅为 35.9%，而韩国和日本胃癌患者的 5 年存活率分别为 57.9% 和 54.0%。显然，我国与其他国家的差距很大，胃癌仍是现阶段我国癌症防治的重点。

　　同样，中国胃癌的发病和死亡情况也具有很大的地域差异，既有分布广，又兼有集中的特点。分布广指的是胃癌高发地区遍布全国东西南北中，北至吉林，南至福建、广州，东南沿海的浙江、江苏、上海，中部的河北、河南、山东等，都是胃癌高发区域；而在高发区域往往都集中在某市的某一地级市或县城里，如甘肃省武威市、江苏省扬中市、广东省揭阳市和中山市、河北省赞皇县、河南省林县等，且存在南方低于北方，东南部低于中西部的特点。

而就地域分布情况来看，胃癌发病具有以下两个特点：第一，这些高发地区多半集中在长江中下游沿岸地区和靠海一带，或者是地理靠近沿岸区，这可能跟这些地区独特的地理位置及气候有关，而中部和东北部则以零星散发存在；第二，即使是同一省份，各地区因地形、地貌不同，发病率也存在较大差异，往往出现城市低于农村，农村低于山区的现象。另有研究发现，胃癌高发区与其周围地区具有同心圆分布特性，即胃癌高发地区向四周呈现放射状减少的现象。

因此，了解不同地区胃癌发病的差异性，有助于了解各地胃癌发生的危险因素，包括经济条件、饮食文化、生活方式等，从而帮助人们更加有针对性地预防胃癌的发生，尽可能减少胃癌对人类生命健康的威胁，降低社会疾病负担，实现健康中国梦！

环境因素：胃癌发生的主因

不同种类的癌症有不同的成因，既然中国胃癌发病率和死亡率如此之高，那发病原因是什么呢？可以说胃癌的发生、发展是一个极其复杂多变的过程，时至今日，关于胃癌的确切病因病机，人们仍不是很清楚。目前，普遍认为，胃癌的发生与多种因素有关，如遗传因素、居住环境、生活方式、饮食习惯及幽门螺杆菌感染等。

都说一方水土养一方人，当然，一方水土也能导致一方病，无论哪个地方都会有一种"地方病"威胁着当地居民。早在《黄帝内经》中就有记载："西方者，金玉之域，沙石之处，天地之所收引也。其民陵居而多风，水土刚强，其民不衣而褐荐，其民华食而脂肥，故邪不能伤其形体，其病生于内，其治宜毒药……"由此可见，地理环境不仅影响疾病的发生、发展，同样对各类疾病的治疗及预防都有着重要的指导意义。

前文述及，胃癌的发生具有明显的地理差别，之所以有这样的特点，与环境因素关系密切，且影响不小，最高可达68％。当然，地理环境不同，影响的不仅仅是地质、土壤及水质等，还影响文化背景、生活方式、饮食习惯。虽然单一一种危险因素的暴露，其产生的作用可能很小，但若同时暴露于多种危险因素之中，胃癌发生的可能性将会大幅度提高。

除了上述因素之外，职业环境也会影响胃癌的发病，如长期接触放射性物质，长期在含有大量烟尘、石棉和金属行业工作的人员，患胃癌的概率比一般人高。

可以说，地区不同，特有的危险因素也不同，了解高发的危险因素，将有利于针对性的预防胃癌。

饮食不当：胃癌最大的致病因素

胃癌的地区分布特色，除了跟环境有关以外，还跟不同地区的饮食不当有关。美国癌症研究所的资料显示，在众多致癌因素中，饮食不当是最大的致癌因素。平素爱吃腌制品，或经常吃烧烤、熏烤类或高盐食品的人群，胃癌的发病率往往都较高。

曾有报道显示，1967 年日本胃癌发病率是美国的 8 倍，这与日本主要食品致癌物质较美国高出 3 倍有关。有研究发现，外来移民的胃癌发病情况会逐渐接近当地发病率水平，如生活在美国的第二代、第三代日裔移民，胃癌发病率都比原住民要低。同样，日本第一代移民夏威夷的人群中，胃癌发病率还是很高的，到第三代、第四代，逐渐融入当地生活之后，胃癌的发病率趋于当地水平了。这种变化，一方面与不同地区，其地质和水源中各种元素含量不同，对胃癌的发病与否有一定的影响有关；另一方面也与饮食方式有关，如日本居民的饮食习惯往往是偏高盐饮食，膳食中腌制品较多，这是导致该国胃癌高发的主要原因之一。而融入美国当地的日裔移民，饮食结构改变，对降低胃癌发病率有明显的影响。

不仅如此，我国也呈现出因各地饮食结构不同，胃癌发病有差异的现象。如我国学者曾对近十年发表的关于胃癌病因的论文进行了梳理，结果发现浙江省、江苏省、山东省、河南省、甘肃省等是胃癌高发区，分析其原因，认为与当地居民的饮食结构、生活习惯等有关。

何裕民教授接诊过许多胃癌患者，也发现胃癌患者具有明显的地理分布倾向，如温州、宁波、舟山等沿海地区，患淋巴瘤的胃癌患者特别多。据何裕民教授分析，这可能跟当地居民饮食习惯有关。这些地区的居民喜食海鲜、贝类食物。有研究显示，海鲜中的甲壳类、贝类水产品，如蛤蜊和扇贝等，其重金属含量可能比其他周围生存环境高数百倍。人体食用了含重金属等污染物较多的水产品，会加大患癌的风险。

一直以来，受限于经济水平的影响，我国居民的生活水平普遍较低，食物不易保存，特别是冬季，只能通过腌制方法来保存食物，导致新鲜有营养的蔬菜水果摄入严重不足；再加上很多人喜欢吃腌制食物，尤其是在过年过节的时候，都喜欢做点腌制品，如熏鱼、咸肉、腊鸡、香肠等，以丰盛自己的节日饮食。这一现象，在上一代人中比较常见。

研究显示，长期摄入高盐、泡菜、咸菜、熏烤肉制品等食物，会影响胃肠道的正常生理功能，使得患胃炎、胃溃疡甚至癌变的概率增加。而且这些食物中含有丰富的亚硝酸盐，在人体内会转变成致癌物质亚硝胺，可诱发胃部增生及癌变。另外，高盐饮食可直接损伤胃黏膜，增加幽门螺杆菌（Helicobacter pylori，Hp）在胃内的定植。事实上，感染幽门螺杆菌的人，最多只有 1% 可能发展成为胃癌，但在高盐饮食环境下，幽门螺杆菌的致病力、毒性会大大增强，诱发胃癌的概率明显增加。也就是说，幽门螺杆菌感染和高盐饮食相结合，是胃癌发生的催化剂。

因此，膳食与胃癌发生、发展关系密切，而铸造人体防御疾病的坚固铠甲，离不开合理的膳食结构。为了健康着想，爱吃腌制食物或重口味食物的饮食习惯，要好好改改了！

饮酒：既伤身又伤胃

我国自古以来就有"无酒不成席"的传统，饮酒是中国传统文化中不可或缺的一个部分，和广大居民的生活息息相关。随着经济社会的不断发展，我国居民酒的消费量和饮酒率在不断上升。

据世界癌症研究小组统计，截至 2016 年，全球酒精饮料消费量相当于 15 岁及以上的成年人每人每年摄入纯酒精（乙醇）6.4 升。另外，对全球饮酒量的统计发现，预计我国人均饮酒量可能会在 2030 年超过美国，达到人均每年 10 升！这意味着我国居民的健康随着饮酒量的增加而受到巨大的威胁！

有多项研究证实，酒精摄入或酗酒是多种癌症的高危因素，包括口腔癌、食管癌、胃癌、肝癌等。

有研究证实，酒精可以直接损伤胃黏膜屏障，使胃酸分泌减少，从而引起慢性炎症；由于幽门螺杆菌可使胃黏膜内的抗利尿激素（ADH）活性降低，乙醇代谢减慢，胃内乙醇浓度较长时间保持高水平，如果饮酒者同时伴有幽门螺杆菌感染，则会加重对胃黏膜的损伤。饮酒还可以引起酒精性肝硬化和诱发急慢性胰腺炎，间接加重对胃的损伤。长期饮酒也会影响机体的免疫功能，使得胃黏膜损伤修复过程减慢。

权威医学杂志《柳叶刀》于 2014 年 1 月发表了一项研究成果：喝大量酒精饮料（特别是伏特加酒），导致了俄罗斯人早死的高风险。那些每周喝 3 瓶或更多伏特加酒的人，55 岁之前死亡的风险为 35%。死亡的原因包括肝脏疾病和酒精中毒，还有许多人在酒后的事故或暴力行为中丧生。

因此，为了健康，远离癌症，最好不饮酒！

吸烟致癌：无须争辩的事实

吸烟是人类近 2000 年来染上的一种不良行为，对健康构成多种危害，不仅会导致心脏病、高血压，而且也会增加癌症的发生率。

其实在 20 世纪 50 年代，美国人就发现吸烟会影响寿命，1971 年美国总统尼克松曾签署了"向癌症宣战"的国家计划，然后大法官开始全力支持。可能大家听说过，某些患癌症去世的家属向烟厂索赔，一赔就好几个亿。但是，直到 20 世纪 80 年代，美国才把烟厂的嚣张气势压下去。

早年有个万宝路烟草广告，里面的帅气牛仔被称为"万宝路男人"。其实那些出演广告的"万宝路男人"也多数死于肺病。其中有一位名叫韦恩，他最著名的一句话来自母亲的回忆，那时他已生命垂危。韦恩的母亲说，儿子最后的遗言是："烟草会杀人，我就是活生生的例子。"他最后在反思自己拍的广告祸害了多少人。

邓小平同志活到了 93 岁，他可是出了名的烟瘾大。但是反过来想想，如果他不抽烟呢？我们人体期望寿命应该是 150 岁啊。你可以去看看抽烟人的肺以及吸出的痰，都是黑色的。

有研究显示，吸烟不仅会导致肺癌，而且还会损伤口腔、食管、胃，甚至膀胱等器官。早在 1997 年，就有研究提示，吸烟者较不吸烟者胃癌发病风险增加 44％，而且开始吸烟年龄越小、吸烟指数越高，胃癌的发病风险也越高。既吸烟又喝酒的人，胃癌发病相对风险增加了 5 倍；吸烟的男性死于胃癌的人数是不吸烟男性的 2 倍。

尽管吸烟引起胃癌的发生机制目前仍不清楚，但可以明确的是，吸烟是胃癌的独立危险因素，并且随着吸烟指数的增大，胃癌发生率也增高。抽 1 支烟少活 7 分钟，抽 1 包烟少活 140 分钟。有研究显示，吸烟可以刺激胃酸分泌，减少胃黏膜前列腺素的合成，同时还会加重对胃黏膜的破坏作用。而且烟草中含有多种致癌物，可以诱发胃黏膜增生及恶变。

因此，在禁烟这个问题上，我们没有商量的余地！

压力过大：小心胃癌缠身

竞争，似乎让社会进步，但生存压力、工作压力、职场竞争压得人们都透不过气来，特别是在经济发达地区，每天看到的都是行色匆匆的人们。生活压力过大，又不善于发泄，会导致肠胃消化不良、胃溃疡、胃炎等。而这些慢性胃病，尤其是严重的胃溃疡，常被认为是癌前病变，久而久之可引起胃癌的发生。

2009 年笔者在广州讲座，广州一电视台记者对笔者进行采访，顺便向笔者咨询。她弟弟患胃癌，38 岁。弟弟以前在广州一家国企是个小领导，工作很舒服，收入也不少。几乎天天应酬喝酒，后来企业卖给美国一家公司，美国派人来进行管理。工作制度、作息等方面都严格起来了，工作压力、节奏也大大加强。这位记者说，5年内，弟弟的单位先后有3位男同志和2位女同志患了肿瘤。她弟弟则得了胃癌，后来进行化疗，出现肾衰竭，现在出现了腹水，消不了。可以说，如果不是不良的饮食和生活方式、压力等后天因素，她的弟弟可能不至于这么年轻就患癌。这位记者最后还说："我们在电视台工作，也是压力很大的职业，我们也是疾病的高危人群啊！"此话不无道理。

我们知道，压力跟抑郁是一对孪生兄弟，压力可促使许多疾病的发生，包括癌症的发生、发展。生存压力，竞争压力，为发展而拼命挣扎，这种极度亢奋的心身状态，及其相伴随的机体内环境、微环境紊乱，自然是癌细胞发生的"催化剂"和癌症发展的"温床"。同样，压力过大也不利于肿瘤等疾病的康复。癌症是一种心身疾病，心理因素可以通过人体的"神经-内分泌-免疫"系统影响肿瘤的生长、复发或转移。

总之，胃癌的防病重于治病。治未病即是指在疾病未发生、未加重、未演变之时，预先采取有效措施，防止疾病的发生、发展。而要降低胃癌的发病率，除了需要防治幽门螺杆菌感染，养成并保持良好的生活行为方式，调节好个人情绪，还应合理膳食，减少腌制、盐渍食品的摄入，戒烟限酒，增加蔬菜、水果的摄入等。

幽门螺杆菌感染：主要的致病因素

幽门螺杆菌（Hp），是慢性胃炎、胃溃疡的主要致病因素，还可能与贫血、血小板减少等疾病相关。统计数据显示，我国 20～40 岁的人群中，幽门螺杆菌的感染率高达 40％～60％，70 岁以上人群高达 78.9％。

幽门螺杆菌感染是已知的最强烈的胃癌危险因素。从 1994 年开始，世界卫生组织（WHO）把幽门螺杆菌列为 1 类致癌物。近年来，在国际《Hp 京都共识（2015）》和《Hp Maastricht Ⅴ共识（2016）》中，都将幽门螺杆菌感染定义为一种感染性疾病，并认为幽门螺杆菌感染和胃癌的发生密切相关，而根除幽门螺杆菌是预防胃癌的有效措施。

确实，流行病学研究发现，幽门螺杆菌的高感染率与胃癌的高发病率基本一致，如发达国家幽门螺杆菌感染率和胃癌发病率均较低，而发展中国家则相对较高；随着生活环境和卫生条件的改善，发展中国家幽门螺杆菌的感染率逐渐降低，胃癌的发病率也随之降低。如日本人群幽门螺杆菌感染率从 20 世纪 50 年代前的 80％下降到 20 世纪 70 年代后的 20％，其胃癌发病率与幽门螺杆菌感染率的变化趋势一致。

我国是胃癌和幽门螺杆菌感染的双重高发国家，幽门螺杆菌感染和胃癌的发生关系密切，二者相互叠加，带来的危害更大。研究表明，幽门螺杆菌感染可使患者发生严重胃炎，增加胃的癌前病变和恶性病变的风险。有报道显示，幽门螺杆菌感染可使非贲门型胃腺癌的发生风险增加 6 倍以上，在受感染的患者中，约 10％发展为消化性溃疡，1％～3％发展为胃腺癌。

因此，前些年，很多研究认为，幽门螺杆菌感染和胃癌、胃溃疡发病密切相关，所以要彻底杀灭幽门螺杆菌。并且指出根除幽门螺杆菌可降低胃癌发生的风险，而且当胃黏膜仍处在非萎缩期时最有效，其有效程度取决于根除治疗时胃黏膜病变进展的程度和范围。

近几年，有些研究又在反思前些年的治疗方案，很多研究人员反对彻底杀灭幽门螺杆菌，认为这样的治疗，并不能够带来益处。尤其对于中国人，幽门螺杆菌感染率非常高，又因为不采取分餐，家庭也不用公筷，所以即使这次将幽门螺杆菌彻底杀灭，可能过一阵又被它感染了，所以彻底杀灭的意义并不大。

由此可见，对于是否要根除幽门螺杆菌，还存在一些争论。笔者认为，尽管存在上述争议，但幽门螺杆菌感染仍是引起胃癌的重要原因之一。而且中国营养学会在 2022 年最新颁布的《中国居民膳食指南》中提出了公筷分餐的饮食方式建议，对于改变国人传统的共餐的饮食习惯，非常重要。注意饮食卫生，提倡在公共场合使用公筷；对于家庭成员中有幽门螺杆菌感染的患者，尽量采用分餐制，专碗专筷。这些举措对于减少疾病传播、防治胃癌，具有积极而重大的意义。

胃癌的历史变迁

近年来，由于生活水平的提高、卫生条件的改善、生活方式的变革等，胃癌的高危因素也逐渐变化，既往导致胃癌的主要危险因素——幽门螺杆菌的感染率下降、腌制食品摄入量减少；但是新鲜水果蔬菜摄入不足，肉类及加工肉类和烤制食物、外卖和快餐盛行，压力过大等影响了胃癌的发病率。

社会变化，胃癌的高危因素在改变

前文述及，胃癌的发生、发展过程，涉及多种因素、多个步骤的连续性癌变过程。而环境、生活方式、饮食习惯及幽门螺杆菌感染在胃癌的发病过程起到了重要作用。近年来，由于生活水平的提高、卫生条件的改善、生活方式的变革等，胃癌的高危因素也逐渐变化，新的致癌因素也逐渐显现。既往导致胃癌的主要危险因素——幽门螺杆菌的感染率下降、腌制食品摄入量减少；但是人口老龄化、工作压力增加、不良的心理因素、体力劳动减少、久坐、腹型肥胖、加工肉类和烤制食物、不良饮食习惯（外卖、烧烤等）等因素的致癌作用逐渐显现。

储存方式改变

早些年，尤其是改革开放前，因为生活条件差，食物不易保存，人们习惯于通过腌制方法来保存食物；另外，由于新鲜蔬菜水果的产量和保存时间限制，人均新鲜蔬菜水果的可获得量不足；加上以前经济困难，食物短缺，使得很多人经常有吃剩饭菜的习惯，这些因素都增加了胃癌的发病风险。

例如：渔民长期吃蔬菜少，家庭妇女、老年人吃剩饭菜多等，都会对胃黏膜造成损害，增加胃癌发生的概率。近年来，随着社会经济的不断发展，冰箱进入千家万户，食物的储存方式发生了变化，腌制食物的摄入量明显下降。多项研究指出，胃癌发病率下降跟冰箱普及关系密切。

饮食结构变化

前文曾提及，日本人移民后，后代胃癌发病率显著下降，这不是因为移民的基因发生了改变，而是因为生活环境和饮食结构发生了改变。

在20世纪五六十年代，我国居民的饮食以谷物为主，到了70年代后期，生活条件逐步改善，居民餐桌上的食物结构发生了重大转变，动物性食物和食用油（尤其是肉类食物）的消费量明显增加，而过量进食肉类可增加胃癌的发病风险，其中加工肉、红肉的致癌作用更明显。有研究显示，每天进食50克加工肉食物，胃贲门癌的发病风险可增加18％。

烹饪方式改变

以往人们日常的烹调方式主要以蒸、煮、炖为主，较少用油炸、煎炒等。如今生活条件好了，食材越来越丰富，烹调方式也变得多样化。人们热衷于追逐味觉享受，煎、炒、熏、炸等烹饪方式由于带来更多的口感享受，被大众所喜爱，尤其是年轻人。但肉类经过烟熏、烧烤等过程，含有的致癌成分如多环芳烃、杂环胺等的含量显著增多，致癌风险明显增加。也正是在此期间，我国每年新发癌症患者人数呈现惊人的增长，这说明烹饪方式的变化，是导致癌症发病率上升的一个非常重要的因素。

外卖和快餐盛行

由于社会节奏加快，人们的生活方式发生了很大的变化，外卖和快餐越来越盛行。很多外卖送餐平台，带给我们前所未有的便利和快捷，但是便捷下所藏的隐患在无形中影响着我们的身体健康，很多人在不知不觉中亲手"喂养"出了癌症。

年轻人患胃癌，多半和饮食不当密切相关。长期叫外卖，偏向于麻、辣、酸、咸、煎、炸、熏、烤等重口味，不仅会加重胃肠的负担，还会刺激胃黏膜，导致胃黏膜出现溃疡和损伤，重则发展成胃癌。另外，制作外卖的一些商家，使用不新鲜的食材、不干净的操作间和厨房、来路不明的地沟油，甚至一些"特殊材质"的包装袋，都有可能增加胃癌的发病风险。

因此，家中做饭和用餐，尽量不吃外卖，关注健康，是对自身最大的爱护！

胃癌年轻化，社会更迭的必然结果

提起"胃癌"二字，一般人常会把它与中老年人联系起来，似乎年轻人不会患胃癌。然而，在新闻中经常看到年轻人因癌症去世的消息，他们的名字我们似乎都能脱口而出。不仅如此，近些年的临床观察也提醒我们，胃癌的发病年龄有年轻化的趋势，年轻胃癌患者的发病率和死亡率均在增加。

胃癌是否正在"年轻化"

关于癌症是否正在年轻化，这是一个近年来反复被提及的问题，每当有年轻人得了癌症，人们就会关注是否会有更多的年轻人得癌症。想要讨论这个问题，人们首先要明确年轻的界定。目前，各项研究对年轻胃癌患者的年龄定义和纳入标准不同，年轻胃癌患者通常被定义为年龄＜40岁或年龄＜45岁。

据中国肿瘤登记中心的数据显示：2000年，20～39岁的年轻人中，每10万人中约有39.22人罹患肿瘤；2013年该数字变成70.01人。这意味着，在短短的13年间，遭遇癌症的中国年轻人群体在急剧膨胀，发病率增长了将近八成。

同样，胃癌的发病率和死亡率也明显呈现出年轻化的趋势。据中国抗癌协会报告，我国胃癌患者数量逐年增长，而且呈现年轻化趋势。以50岁为年龄界限，胃癌发病率从1973年的7.6％略降至1982年的6％，2015年却增长至12.5％。以40岁为年龄界限，胃癌发病率从1973年的1.7％增加至2015年的3.5％。多项研究报道显示，年轻胃癌患者在胃癌中占比为 5.2%～19.8%。另一项中国流行病学统计表明，2020 年与 30 年前相比，19～35 岁青年罹患胃癌的人数整整翻了一番。

在临床工作中，我们也碰到不少 80 后、90 后，甚至 00 后罹患癌症的例子。在我们登记的数据库里，现有胃癌患者 3417 例，其中年龄小于 45 岁的胃癌患者就有 233 例，约占 6.82%，基本与目前年轻人胃癌发病率相吻合。

笔者曾接诊过一位 22 岁的胃癌患者，来自江西，是一名护士，刚从大学毕业进入临床工作一年。因为刚参加工作不久，压力较大，而且饮食不规律，平素还喜欢吃辣的食物，所以胃一直都不太好，经常会犯胃病。确诊前 2 个月出现严重的胃脘部疼痛，伴有泛酸、腹胀等症状，因一直都有慢性胃炎病史，当时也没当回事，自己吃了点胃药，症状稍有缓解，但不时还是会有胃部隐痛，尤其是夜间比较明显。一天在跟同事聊天时，说起自己的问题，那位医生同事建议她去做个胃镜，结果被确诊为胃低分化腺癌，属中期胃癌。幸好发现得还算早，做了胃大部分切除术，目前已经做了 2 个疗程的化疗，现还在化疗中。

因此，胃癌年轻化问题，需要引起人们的重视，并且建议要加强对胃癌年轻化发病因素的研究，并加以预防，这是降低年轻胃癌患者发病率的关键。

胃癌年轻化是社会更迭的结果

可以说，研究报道和临床观察都证实，胃癌越来越呈现出年轻化的趋势。

而一直不断增长的胃癌低年龄化，受诸多因素影响。首先，当代大部分年轻人的饮食习惯不好，长期喜欢吃生冷、辛辣、油腻、油炸等食物，如冷饮、火锅、快餐、烤肉等，这些不健康的食物以及烹饪方式对胃肠道危害极大，长期食用，易导致胃癌的高发。而且现代生活工作节奏快，不少年轻人饮食非常不规律，要么忙得忘了吃饭，要么暴饮暴食，导致娇嫩的胃不堪重负，问题重重。

其次，当代年轻人缺乏良好的生活习惯，年轻人往往认为自己还年轻，不会患癌，经常加班熬夜，夜生活丰富，且工作与生活压力过大，长此以往，导致免疫力下降，身体素质变差，久而久之易出现癌症。而有些人，明明知道自己的身体已经在走下坡路，偏偏还是维持着原来的生活方式，一边抱怨着工作累、压力大，一边"挥霍"着生命，最终结果可想而知！

现代社会进入信息化快速更迭的时代，生活压力与工作压力不断增大，年轻人的工作、生活节奏加快，导致心理压力骤增，考试入学、工作、恋爱、婚姻、住房、父母赡养、养育小孩等问题，都成为年轻人身上的一座座大山。长期积压在身上的压力无法得到缓解，精神上处于持续的紧张状态，长期的应激刺激会诱发胃部疾病，甚至胃癌的发生。

因此，可以说，不良的生活方式常通过加剧"内乱"而影响着胃癌的发生发展。有鉴于此，在 1998 年 8 月第 17 届世界肿瘤大会上，专家们就已明确提出："人们若想远离癌症，最有效的途径是彻底改变不良的生活和饮食习惯。"

胃癌年轻化的特性

年轻人患胃癌是否有一些特别的症状呢？其实，不管是年轻人还是中老年人患胃癌，其症状都是不典型的。因消化道疾患常见的症状，如食欲不振、恶心呕吐、体重减轻、上腹胀痛、乏力等，可见于多种胃肠疾病以及全身疾病中。而且年轻人体质以及耐受性强，使得胃癌在年轻人身上所呈现出来的症状就更加不典型了，这就对及早发现和诊断胃癌带来了困难。

胃癌在年轻人中更容易出现漏诊和误诊的现象。据报道，其漏诊与误诊率可高达27％，这就意味着每四个人当中就有可能会出现一个被漏诊或者误诊者。很多情况下，年轻人一旦得了胃癌，经常会被错误地戴上胃炎、消化不良、溃疡等帽子；有时即使做了胃镜检查，也不一定能够及时发现或者确诊为胃癌。

从肿瘤的基本病理特征来看，年轻人患上胃癌的恶性程度往往较高。如年轻人患胃黏液腺癌的比例较高，而该种病理分型的恶性程度较高，且低分化腺癌在中年人当中所占的比例较高。

因此，胃癌年轻化趋势应引起年轻人的足够重视。同时建议有关研究者针对年轻胃癌患者的发病率进行更多研究，以证实在高危人群中进行筛查的适当年龄，尤其是30岁以下人群。这样可以尽早发现早期胃癌，实现早诊、早治，提高人们的健康水平。

情绪胃：心身相关疾病

关于情绪、性格与胃癌的关系，20世纪80～90年代曾有不少专家参与了这一问题的研究，并认定不良的情绪和某些个性特别容易受到癌细胞的侵袭。有资料指出：长期忍气吞声的女人患癌症的危险比一般人要高出 3 倍。

众所周知，胃癌是一种与生活方式"紧密相连"的癌症。不良的饮食习惯，长期抽烟、饮酒都是诱发胃癌的因素，但笔者临床接触的很多胃癌患者，平时上述致病因素并无多大体现。因此，不少患者患病初期往往极度怀疑、百思不得其解，为何自己饮食节制，生活有规律，反而却身患此类疾病？

通过进一步深入问诊，发现这类患者往往有一个共同点：这些患者多伴有长期的慢性胃病，另外生活工作压力较大，为人处事谨小慎微，很在意外界对自己的评价，过分怀疑，过分注重细节，患得患失，甚至有洁癖，这其实就是我们常说的"处女座"性格，学术上也叫作 C 型行为（以英文 Cancer 癌的第一个字母 C 为这种性格命名）。

有研究表明，45 岁以上的男女胃癌患者大多属于这一类型——平素处世谨慎、小心、喜欢沉思、偏于内向，且表面十分谦和、恭让，内心却常有较大抱负；信奉完美主义，做事每每追求至善至美；一般公开场合很少流露真实情感；善于自我压抑愤怒，取悦于人，常常表面平静，内心却冲突剧烈，常愤愤不平，难以释放自我。

其实，自古中医学就有"百病皆生于气"之说。精神因素对高血压、心脏病、头痛、胃溃疡的影响，几乎是众所周知，只是与胃癌的关系，近几年才受到人们重视。有意义的是，有人做过统计，大约 60% 胃癌患者，患病前均受过精神情绪打击。美国华盛顿大学医学院的研究人员曾对各种紧张事件进行排序，列为第一的是配偶死亡，其后依次是离婚、夫妻分居、监禁、亲密的家庭成员死亡、伤病、失业、结婚、退休、家庭成员患病、怀孕、性功能障碍、调换工作、夫妻不和、法律纠纷等。

调查发现，那些有心理矛盾和不安全感，惯于压抑自己愤怒与不满情绪，以及受悲观失望情绪折磨的人，最容易生癌，其癌症发生率是正常人的 3 倍。与之相反，安定的社会环境、和睦的家庭生活、必要的社会福利保证、坚定的社会信仰等，则有利于癌症治疗后的康复。

我们始终认为，社会心理因素在癌症的发生、发展和转移中具有十分重要的作用，而精神崩溃可导致 1/4 的癌症患者治疗后转移复发。在接受手术、放疗、化疗等常规治疗后，患者大都存在害怕复发转移的心理，有的甚至不久就发现复发转移。据报道，约 80％的癌症患者不是死于治疗期，而是死于康复期。

因此，患者如果不能克服心理障碍，免疫系统就会加快受损，这对康复十分不利。

何裕民教授曾在《癌症只是慢性病：何裕民教授抗癌新视点》一书里给大家举过这样一个例子：

> 黄老伯是位胃癌患者，也一度是笔者的近邻，时常在小区打照面。手术后，因体质很虚，未作化疗，一直用中药加零毒抑瘤方法调整，恢复得不错。原本酗酒吸烟，都已戒了。人也白白胖胖，体重增加。逢年过节，子女们还常来串门，表示谢意。一晃过了 8 年，大家都认为平安无事了，查体时也无任何不适与异常，已进入巩固康复阶

段。哪知一日傍晚，因琐碎之事，他儿子与楼下邻居发生剧烈口角，一时争得不可开交。老人也被惹火了，冲出门外，与邻居嚷叫对骂了片刻。不久，即感胃脘剧烈疼痛。家人给予胃药和止痛剂未见缓解，急送医院治疗后，稍有改善。自那以后，虽重新恢复中医药治疗，但隐痛始终存在，人也日见消瘦。当时，怀疑术后粘连，因暴怒而扯裂、受损，故腹部作痛。但3～4个月后，进食日见梗阻，中脘部已能触及小硬块。很显然，已局部复发。最终在大怒后200日去世。笔者不敢断定就是大怒导致了复发，但勃然大怒是重要诱因，却是再明白不过了。

因此，社会各界应对癌症患者及家庭这个特殊群体给予更多的社会心理关怀。有资料表明：凡接受社会心理介入治疗的癌症患者，复发率较低，做到了去者善终、留者善别，生死各相安。

总之，心身疾病不利于癌症患者康复。我们要学会与自己讲和，与他人讲和，与社会讲和，不断优化自我个性，再加上适当的中药调理，这样才有助于癌症的更好康复。

好好吃饭，防控胃癌

"民以食为天"，食物是人类生存的必需品。然而，大多数的胃癌患者或许都不曾想到，自己的病是"吃"出来的。"癌"字有三个口，可见胃癌与饮食的关系尤为密切。

前文已述，胃癌的发生与不良的饮食习惯有关，如高盐饮食、进食快餐、三餐不定时、喜吃烫食、熏腌饮食等，都可能损伤胃黏膜，最终有可能诱发胃癌的发生。如一位来自西部某欠发达地区的小女孩，时常将泡面加咸菜作为在学校的一顿午餐，而这种长期的不良饮食习惯，可能就是胃癌的诱发因素之一。

因此，好好吃饭，将有助于保持身体健康，减少胃癌的患病风险。在日常饮食中，建议注意以下几方面：

（1）建立良好的饮食习惯，不吃太硬和过于粗糙的食物。粗粮要细作，宜软不宜硬。进食不要过快，饮食不要过烫，以免刺激和损伤食管黏膜。饮食定时定量，避免饥饱无度。

（2）改进食物加工烹调方法，不吃霉变食物。尽量少食腌制酸菜、咸鱼、熏肠、火腿等，这些食物在人体内会产生具有致癌作用的亚硝胺和亚硝酰胺，增加胃癌的风险。不吃霉变、变质的食物，尤其是花生、大米、玉米、大豆、高粱等，这些食物一旦霉变，会产生具有强大致癌作用的黄曲霉毒素，增加胃癌和肝癌的发病风险。

（3）改善饮食营养结构，食物多样化。《黄帝内经》提出"五谷为养、五果为助、五畜为益、五菜为充"，明确告诉人们每天该吃什么。建议膳食中适当增加蛋、奶、鲜鱼、瘦肉和豆制品的摄入，做到饮食均衡。

（4）控烟戒酒。除了饮酒与胃癌发生有关以外，吸烟与胃癌也有一定的关系，烟草本身含有致癌物，烟雾中含有苯并芘、多环芳烃等多种促癌或致癌物质，是食管癌和胃癌的病因之一。有研究发现，吸烟者比不吸烟者胃癌患病率高 50%，且开始吸烟年龄越低，死亡率越高。

胃癌的病因学研究证实，胃癌的发生是多因素、多阶段的过程，其中膳食与胃癌发生、发展关系密切。

因此，合理饮食，好好吃饭，是防控胃癌的重要准则！

世界卫生组织前总干事陈冯富珍的告诫

因为新型冠状病毒的肆虐，让世人都了解了世界卫生组织的重要性和了解了世界卫生组织总干事谭德赛。而前任的世界卫生组织总干事陈冯富珍是中国香港人，她连任了两届，任职前她曾是香港卫生署署长。当时，香港准备推行"中药港"计划。为此，她曾来上海访问。何裕民教授当时是上海中医药研究所所长，故接待了陈冯富珍，两人交谈甚欢，且在东方明珠共进午餐，一起讨论过很多问题。

在世界卫生组织总干事任上，陈冯富珍在世界卫生组织的莫斯科（2011）会议上非常明确地指出：在中国，如果政府帮助国民很好地改善饮食，优化膳食结构，可以减少 40％ 的癌症发病率和死亡率。此言当时曾引起巨大反响！在中国，当时年癌症发病约 400 万人、死亡约 250 万人，这样一说，也就是可以减少 160 万人患癌和减少将近 100 万人因癌而死亡！这个该有多么重大的意义啊！且无须大规模投资医院等，故此言一出，影响不小！

而这其中就包括胃癌的饮食防治和调整，可以说意义重大！

东西方共识：食可致癌，也可治癌

"元气根于脾胃，与饮食息息相关。"可以说吃得不对，能致胃癌；吃对了，也能治胃癌。国内外的诸多权威研究也都强调了食物及其成分对胃癌的影响。民以食为天，饮食贯穿于我们的生活，足元气，旺生命，以食为补，寓医于食。健康的饮食习惯，完善的膳食结构，可以有效地降低胃癌的发病率和死亡率。

何裕民教授40多年的胃癌临床和理论实践也进一步证明：食物就是最好的药物！

先贤的慧见

胃癌属于中医学"胃脘痛""噎膈"和"伏梁"等的范畴。中医学认为，饮食过冷过热、饥饱不匀、过食肥甘、嗜好烟酒等均能损伤脾胃，或致脏腑功能失调、脾失健运、胃失和降、聚湿生痰、血行不畅、化生瘀毒、阻于胃脘，日久发展成为本病。如《卫生宝鉴》指出："凡人脾胃虚弱，或饮食过度，或生冷过度，不能克化，致成积聚结块。"《医门法律》云："滚酒从喉而入，日将上脘炮灼……此所以多成膈症（胃癌）也。"《济生方》云："过餐五味，鱼腥乳酪，强食生冷果菜，停蓄胃脘……久则积结为癥瘕。"都指出了脾胃虚弱，加之饮食不慎，可引起胃癌的发生。

中国古人造字很讲究，"癌"字有三个口，似乎提示人们：癌的发生与吃关系很大。因为人们饮食不健康、饮食不节制、饮酒过度，再加上吸烟等不良行为，导致了癌症高发。正如《脾胃论》云："元气之充足，皆由脾胃之气无所伤，而后能滋养元气。若脾胃之气本弱，饮食自倍，则脾胃之气既伤，而元气亦不能充而诸病之所由生也。"

而合理的饮食，对防治胃癌有积极的辅助作用。被称作"医圣"的张仲景，堪称食疗治病的典范，他就明确强调："凡饮食滋味，以养其生，防治其病。"金元时代的名医李杲，临床治病主张补养脾胃，培养元气，力倡饮食养生疗疾，他在《脾胃论》中指出："元气根于脾胃，与饮食息息相关。"

由此可见，中医学一直强调脾胃功能与饮食消化、化生元气息息相关，是防病治病的关键因素。而对于胃癌患者来说，调理好饮食，对于防止癌症发展，促进机体康复，显得尤为重要。

国内外研究共识

营养素与胃癌

• 脂肪

脂肪由甘油和脂肪酸组成，脂肪酸根据饱和程度不同，可分为饱和脂肪酸和不饱和脂肪酸；不饱和脂肪酸根据不饱和的程度不同，又可分为单不饱和脂肪酸和多不饱和脂肪酸。

目前多项研究认为，饱和脂肪酸与多种恶性肿瘤的发生有关，包括胃癌。大量的研究显示，饱和脂肪酸含量较高的饮食已被证明与促进胃部肿瘤的发展有关。当摄入过量的饱和脂肪酸后，肠道微生物群会发生改变，从而导致促炎途径被激活，导致胃癌的发生。此外，当饱和脂肪酸进入体内后，一系列蛋白信号被激活，胃癌细胞的迁移和侵袭能力提高，引起病情的恶化。

有报道显示，胃肠道肿瘤的发展与炎症之间有着密切关系，多不饱和脂肪酸中的 ω-3 脂肪酸能够通过触发对抗炎症、氧化应激和异常细胞增殖的机制，降低患胃癌的风险，并且在癌症的各个阶段，对肿瘤细胞均可产生抑制作用。有研究显示，ω-3 脂肪酸还可以通过调节体内幽门螺杆菌的数量，影响胃癌的发展。

因此，建议在饮食中限制摄入富含饱和脂肪酸的食物，如畜肉、冰淇淋、薯片、牛油、奶油、猪油、椰子油、可可油、棕榈油等；增加富含不饱和脂肪酸的食物，如鱼类、坚果、豆类等。

• 膳食纤维

膳食纤维的益处在很早以前就引起了人们的关注，早在1991年的世界卫生组织日内瓦会议上，膳食纤维被推荐为人类膳食营养的第七大必需品，认为我们在日常饮食中应增加膳食纤维的补充。近几年，膳食纤维与健康的关系，得到越来越多的关注。

很多报道认为，膳食纤维与降低消化道癌症的风险有关，尤其是胃癌。亚硝酸盐是 N-亚硝基化合物的前体物，在体内会转变为致癌物质 N-亚硝基化合物，促进胃癌的发生。体外研究表明，膳食纤维在体内可以当作亚硝酸盐的清除剂，抑制 N-亚硝基化合物的形成，起到预防胃癌的作用。

膳食纤维主要来自植物性食物，如水果、蔬菜、豆类、坚果以及各种谷类，建议正常成人每天摄入 25～30 克。

在生活中，可以用全谷物食品代替一些精制谷物，如多吃一些燕麦、荞麦和藜麦等，少吃精白米面加工的糕点等；每天食用大豆或者豌豆、扁豆等其他豆类；用坚果代替一些不健康的零食，如薯片、糖果等。还可以多吃些菌菇类，也可以获得较多的膳食纤维。

• 维生素 A

维生素 A 是一种脂溶性维生素，具有促进正常视觉形成、维护上皮组织细胞的健康、促进骨骼生长发育以及细胞生长与生殖等的作用。

近几年，动物实验研究发现，维生素 A 中的"全反式视黄酸"能阻止癌细胞的增长并且诱导其死亡。经过深入研究后发现，摄入富含维生素 A 的食物与降低胃癌风险有关。

除此之外，类胡萝卜素也引起了人们的关注。类胡萝卜素是一种存在于植物中的有机色素，在体内可以转化为维生素 A，具有维持机体生长和保护免疫等作用。

瑞士一项长达 7 年的由 82 002 名瑞士成年人（45～83 岁）组成的人群队列研究显示，大量摄入维生素 A、视黄醇和类胡萝卜素可能会降低患胃癌的风险。其中类胡萝卜素的摄入量与降低患胃癌风险的联系最为密切，该营养素摄入量最高的人群患胃癌的风险比摄入量最低的人群低 40%～60%。

β-胡萝卜素是类胡萝卜素中的一种类型。有研究认为，在体内，β-胡萝卜素能够通过增强 Caspase－3 蛋白酶的活性，使得脱氧核糖核酸（DNA）链条末端的 Ku70/80 蛋白水平下降，从而达到抑制胃癌细胞生长的作用。

番茄红素也属于类胡萝卜素，在日常生活中，番茄红素可用作天然色素和抗氧化保健品的原料。

意大利、美国还有日本均有研究指出，常吃番茄制品的人患胃癌的风险较低，其中每周摄入番茄及番茄制品的次数达到 7 次的人，比每周 2 次甚至更低次数的人患胃癌的风险降低了 50%。研究人员还发现番茄红素不仅可以阻止胃癌细胞的生长，还可以干扰胃癌细胞在体内的活动，最终导致癌细胞死亡。

因此，建议日常膳食中增加富含维生素 A 和类胡萝卜素的食物，如维生素 A 在动物性食物中含量丰富，最好的来源是各种动物的肝脏、鱼肝油、全奶、蛋黄等。而深颜色（尤其是红色、黄色、橙色）的蔬果，如胡萝卜、南瓜、芒果、番茄、杏等是 β-胡萝卜素和番茄红素的主要食物来源。

• 叶酸

叶酸的名字来源于拉丁语"folium"（叶子），顾名思义，这是一种存在于许多绿色蔬菜、谷物、豆类和水果中的营养物质。

早在 1998 年，美国食品药品管理局（FDA）便要求食品制造商在食物生产中尽量添加叶酸，以有效降低与叶酸缺乏相关疾病的发生风险。

近几年，有研究发现，叶酸的摄入量与患胃癌的风险呈负相关，当体内叶酸水平较低时，胃癌细胞的增殖与分裂速率加快；而当叶酸水平恢复正常时，癌细胞的活性被抑制，从而降低胃癌细胞的增殖速度。

2012 年，美国哥伦比亚大学的研究人员为研究膳食叶酸是否会通过增加脱氧核糖核酸（DNA）甲基化的方式，减少体内炎症的发生，达到预防、控制由幽门螺杆菌引起的胃癌的作用进行了小鼠实验，结果发现，确实可以利用叶酸的这一特性对幽门螺杆菌感染引起的胃癌进行防御与治疗。

除此之外，许多基础研究也为叶酸防癌、控癌的特性，提供了强有力的证据。有研究认为，叶酸参与胸腺嘧啶的合成，这是 DNA 的主要组成部分。在叶酸、维生素 B_2、维生素 B_{12} 和维生素 B_6 的协同作用下，会产生一种影响细胞活动的重要氨基酸——甲硫氨酸，甲硫氨酸可保护体内细胞。因此，当叶酸不足时会直接导致体内基因序列紊乱、染色体断裂，甚至会导致癌症的发生。

由此可见，叶酸对于防治胃癌，有积极的作用！

叶酸含量较高的食物，如深绿色蔬菜（菠菜、莴笋、芦笋、西蓝花等）、豆类、花生、葵花籽、新鲜水果、全谷类、动物肝脏、海鲜和鸡蛋等。

维生素 C

维生素 C 又称"抗坏血酸"，是一种主要存在于蔬果中的水溶性维生素，也是人们最为熟知的维生素之一。在体内，维生素 C 具有参与组织修复、促进抗体形成、促进铁的吸收和清除人体自由基等多种作用。

不仅如此，有研究认为，维生素 C 缺乏与胃癌关系密切。研究指出，当体内维生素 C 水平较低时，体内将会启动相应的信号通路，使癌细胞的侵袭性增强，导致癌细胞在体内不断繁殖。而当体内维生素 C 水平正常时，维生素 C 将会通过抑制致癌物亚硝胺的形成，抑制胃癌细胞的产生。

鉴于一直以来，营养品生产商对维生素 C 有益健康以及要多补充维生素 C 的大肆宣传，临床上有不少患者咨询笔者：能不能服用一些维生素 C 的补充剂？

虽然维生素 C 对人体在防癌、抗癌方面有一定的作用，但根据多项研究证实，在某些情况下，大剂量服用维生素 C 会产生一些潜在的副作用。如有研究表明，一次口服 2 克以上的维生素 C，可能会发生恶心、腹部痉挛、渗透性腹泻等症状。大量摄入维生素 C，会导致草酸盐排出增加，可能加快形成泌尿系结石，还可能造成对大剂量的依赖性。

因此，何裕民教授不建议胃癌患者补充大剂量的化学合成的维生素 C，过多摄入弊大于利！

通过摄入富含维生素 C 的蔬菜水果，是最安全、最方便的形式，如西蓝花、苦瓜、菜花、辣椒、羽衣甘蓝、小白菜、油菜薹、荠菜、彩椒、金橘、葡萄柚、桂圆、木瓜、草莓、山楂、猕猴桃、冬枣等。

植物化学物与胃癌

• 姜黄素

姜黄素是一种源自姜黄的黄色天然化合物，在亚洲被广泛用作香料。除此之外，姜黄素的医用价值也被人们广泛关注。已有研究证明，姜黄素具有抗炎、抗氧化和抗血管生成等作用。当有害物质侵入人体时，姜黄素能立即触发细胞内部的抗炎防御系统，对有害物质进行攻击，减少人体疾病的发生。

近几年，越来越多的证据表明，人体摄入姜黄素后，可以有效减缓因 DNA 甲基化而造成的癌细胞形成速度，还能降低由 DNA 损伤而引起的氧化反应，进而有效的抑制胃癌细胞在体内的增殖、侵袭甚至转移。

此外，有研究表明，姜黄素可通过降低胃泌素分泌，调节胃内酸碱度，从而抑制由幽门螺杆菌感染引起的胃癌。

另外，有研究认为，姜黄素在癌症治疗中可以担任"佐剂"的角色，对一些因长期服用抗炎药而引起胃黏膜病变的人群起到保护作用。

基于姜黄素对胃癌细胞的种种抑制机制，姜黄素被认为是一种在肿瘤治疗中很有前景的新型天然植物类靶向药物。

日常饮食中，可以多摄入一些含姜黄素较多的食物，如姜、姜黄粉和咖喱等。

胃癌患者经过手术、化放疗后，胃肠道功能受损，患者常出现恶心、呕吐等症状。我们往往建议患者平时适当多吃点姜，可以舌下含姜片，或者食用姜丝，以及用咖喱为佐料做饭菜等，既可以减轻胃肠道不适、调节胃口，还具有一定的保健作用。

● 异硫氰酸酯

"多吃十字花科蔬菜！十字花科蔬菜对身体好！"这是人们

在生活中常听到的宣传。究竟十字花科类蔬菜中有什么宝贝让大家都说它好呢？其实这源于十字花科蔬菜中富含的大量营养素和植物化学物，其中就包括"异硫氰酸酯"。

异硫氰酸酯是十字花科蔬菜中发现的一类有机化合物，其中包括异硫氰酸苄酯、异硫氰酸苯乙酯和萝卜硫素等。

体内、体外的实验均发现，异硫氰酸酯在预防和治疗不同类型的癌症中都具有潜在的功效。异硫氰酸酯在体内能够调节细胞内的信号通路，抑制癌细胞生长。此外，异硫氰酸酯还能通过限制幽门螺杆菌的繁殖能力，达到减轻胃部炎症，防止胃癌发生的目的。

日常膳食中可以多摄入一些花菜、萝卜、白菜和甘蓝等蔬菜，有助于摄入丰富的异硫氰酸酯。

• 皂苷

皂苷是一种存在于天然植物中的植物化合物，是一组在水溶液中能形成泡沫形态的植物苷，是植物在自然界为保护自己而产生的一种物质，广泛存在于大量的植物中，具有抗肿瘤、止血、免疫和镇痛等作用。

现代研究发现，几乎所有类型的皂苷对多种癌细胞均具有抑制作用，这与皂苷的结构及可变性有关，它可通过多种途径对肿瘤进行抑制。研究人员发现，小剂量摄入皂苷就能对肿瘤细胞起到抑制作用，包括抗氧化、抑制癌细胞繁殖、诱导癌细胞凋亡和自噬等。

有研究显示，皂苷在改善癌症患者化疗敏感性上发挥了极好的作用。皂苷能够协助化学药物，通过体内、体外两种途径对胃癌细胞进行周期性阻断，抑制癌细胞的增殖速度，从而提高患者的化疗效果。

临床研究表明，目前研究较多的黄芪皂苷可被当作有效的化疗药物在胃癌治疗中使用，它在抑制胃癌细胞生长的同时，还能与传统的化疗药物进行配合，从而提高治疗效果。大量的动物实验发现，黄芪总皂苷无论在体外还是体内，均能起到抑制胃癌细胞生长的功效。研究还发现，无论在体内还是体外，黄芪皂苷均能够降低肿瘤的侵袭能力，并诱导胃癌 BGC-823 细胞凋亡。因此，黄芪皂苷被认为是一种可以用作治疗胃癌的辅助化疗剂。

富含皂苷的食物，如大豆、鹰嘴豆、芸豆、洋葱、红辣椒等，胃癌患者可以从这些食物中获取足量的皂苷，帮助更好地治疗和康复。

• 槲皮素

槲皮素是一种植物性的黄酮醇，属于多酚中的黄酮类化合物，具有抗炎、抗癌、调节免疫等多种作用。美国癌症协会（ACS）在一则报道中指出："槲皮素已被列为对许多疾病（包括癌症）有效的物质。"

大量的研究发现，槲皮素在抑制胃癌细胞生长（尤其在抗胃癌细胞增殖和促凋亡）方面有积极的作用。瑞士的一项大型实验研究显示，槲皮素能够通过抑制体内多个丝裂原活化蛋白激酶和调节细胞通路的方式，对胃癌细胞（SNU719）产生抑制作用，从而使癌细胞凋亡。

除了槲皮素自身能够对胃癌细胞产生抑制作用以外，它还能与胃癌治疗过程中使用的药物（如柔红霉素）产生协同作用，增强抑癌效果，提高临床疗效。

含有槲皮素的食物，如苹果（其中苹果皮中含量较高）、红洋葱、番茄、绿茶、柑橘、橄榄、车厘子等。

世界癌症研究基金会的权威结论

世界癌症研究基金会（一个历史悠久的国际性联盟组织，长期致力于癌症的预防和控制）为研究癌症和推广防癌意识作出了巨大的贡献。

1997年和2007年世界癌症研究基金会与美国癌症研究所联合发布了《食物、营养、身体活动和癌症预防指南》。在前两版的基础上，于2018年7月发表了第三份专家报告《饮食、营养、体育活动和癌症：全球视角》（以下统一简称为"第三版指南"）。

官方在第三版指南发布会上说："此本书的出版是癌症预防科学领域的一个里程碑。"

以下是关于2018年7月颁布的第三版指南中饮食与胃癌关系的部分报道，仅供参考。

强烈证据显示

• 饮用酒精饮料会增加患胃癌的风险

有研究指出，饮烈性酒者比不饮酒者患胃癌的风险高2～9倍，这主要与酒精破坏胃黏膜屏障，促进致癌物质的吸收有关；如果存在同时吸烟的情况，其危害性更大。有项针对东亚地区人群饮酒的研究报告指出，饮酒量在10～20克/天时与患胃癌的风险增加明显相关，且呈剂量依赖关系。

世界癌症研究基金会在 1997 年版的指南中指出：除了啤酒、葡萄酒以外的含酒精饮料，都对癌症有触发作用。而 2007 年版的指南，通过更为详细深入的研究，修正了上述结论，指出：酒精是人类的致癌物，可诱发人体多处肿瘤的发生。酒精性饮料没有"安全摄入量"的说法，并且在可致癌这点上，不同酒精性饮料之间无差异性。第三版指南荟萃了几万份的研究，明确提出：任何一种含酒精的饮料都会对胃癌的发生造成风险。

这就明确告诉人们：对于酒精性饮料，不管喝多喝少，不管什么种类的酒精性饮料，都可能有致癌性，彼此之间没有差异。

临床上不少男性胃癌患者患病前经常饮酒，患癌后，当病情稍微稳定时，总想少喝一点，过过瘾。

上述权威研究告诉人们：酒，最好别喝！

食用盐渍食物会增加患胃癌的风险

第三版指南明确指出：食用盐渍食物会增加患胃癌的风险。

在我国，最常见的盐渍食物有咸菜、咸鱼、咸肉等。根据全国胃癌病例对照协作组的调查显示，胃癌组进食高盐食物，如咸肉、咸鱼、咸菜、虾酱等较对照组多，其相对危险性也高。以上海为例，喜欢食用咸肉的人群患胃癌的相对危险性是不食用咸肉人群的 4.75 倍。

而科学家通过动物实验和人体疾病研究发现，随着盐的摄入量增加，胃炎、消化道溃疡、胃癌的发病率也随之提高。如果长期摄入高盐食物，体内会因为食盐的高渗透对胃黏膜造成直接损害，使胃黏膜发生广泛弥漫性充血、水肿、糜烂、溃疡、坏死和出血等一系列病理改变。同时，高盐食物使得胃酸分泌减少，抑制前列腺素 E 的合成。而前列腺素 E 具有提高胃黏膜抵抗力的作用，一旦其合成减少，则容易让胃黏膜受各种致病因子攻击，逐渐发生胃部病变。如果每天盐的摄入量低于 6 克，那么胃癌病例可减少 14％左右。

其实盐分并不仅限于洒在食物上的食盐，也包含食物本身所含有的盐分。因此，世界癌症研究基金会号召生产商应标出食物中的盐分，以帮助消费者减少食盐摄入量。

● 超重或肥胖会增加患贲门癌的风险

超重、肥胖是全球共同面临的一个公共健康问题。第三版指南中的数据显示：截至 2016 年，全球超重、肥胖的成年人估计有 19.7 亿人，儿童和青少年人数超过 3.38 亿。随着我国人民生活水平的不断提高，肥胖也成为我国面临的重大公共卫生问题之一，最新数据显示，我国的肥胖人数已经超过 1 亿！

超重、肥胖与许多慢性疾病有关，如心血管疾病、糖尿病以及其他代谢疾病等。第三版指南指出：超重和肥胖与 15 种癌症有关，其中 12 种癌症（包括胃贲门癌）明确证明与超重和肥胖有关。

据美国疾病预防与控制中心（CDC）2017 年报告显示，超重或肥胖的人罹患贲门癌的可能性是健康人群［体重指数（BMI）：18.5～24.9］的 2 倍，并在报告中写道："随着体重的增加，罹患贲门癌的风险也随之增加。"

有研究指出，体内过多的脂肪会促进慢性胃食管反流病或食管炎症的发展，有可能转变为巴雷特食管，部分患者有恶化为食管腺癌的风险。

另外，肥胖导致胃癌发生的原因来源于体内过多的胰岛素和瘦素。当过多脂肪聚积后，身体将会产生更多的胰岛素和瘦素，而这两种物质将会导致胃上皮细胞增殖速度增加，并且还会促进癌细胞的生长。因此，肥胖被认为是导致胃癌发生的主要危险因素。

除此之外，胃癌的发生还与体内脂肪的储存位置有关。过多的脂肪进入体内后，将被储存在内脏周围，内脏肥胖则会引起腹内压升高，增加胃食管反流的频率，最终导致贲门腺癌的发生。

因此，为了您的身体健康，同时有效预防胃癌的发生，一定要控制好自己的体重！

有证据显示

• 食用烧烤的肉类（包括鱼）、加工肉类可能会增加患胃癌的风险

第三版指南指出：食用烧烤的肉类（包括鱼）可能会增加患胃癌的风险，食用加工肉类可能会增加患胃贲门癌的风险。

烧烤类食物美味诱人，近年来，大有流行之势。除了传统的街边烤翅、烤羊肉串，各式各样的韩式烤肉也层出不穷，年轻人往往特别青睐这类食物。

2014 年初，有位 90 后小伙子来医院就诊，是胃癌。小伙子是内蒙古人，挺帅气的。这么年轻就患肿瘤的在临床虽然也有，但不多见，未免让人觉得惋惜。他告诉笔

者，患病前爱吃肉，而且特别爱吃羊肉、牛肉，几乎每天都要吃。也特别爱吃烧烤，如烤肠、烤肉和烤肝之类。饮食极不规律，主食吃得很少，一日三餐的主食主要就是吃方便面，而且是想起来才吃，想不起来就不吃，很随意。还有就是特别能喝酒。

都是乱吃惹的祸！

科学研究已经证明：烧烤时会产生大量的致癌物，如多环芳烃、杂环胺等。多环芳烃在自然界广泛存在，种类繁多，如苯并芘（BaP）、四甲苯等。苯并芘既可以通过烤肉进入消化道，也可以通过烤肉的烟雾进入呼吸道，并在体内蓄积，能诱发胃癌、肠癌、胰腺癌等的发生。

研究发现，加工肉类如香肠、咸鱼等与胃癌关系密切。

笔者曾经在福州某医院举办讲座，讲座结束后，与该院肿瘤科一位医生进行交流。在谈到各地区癌症发病现状时，这位医生说："上海地区肺癌发病率比较高，而我们福州地区是消化道肿瘤发病率比较高。"笔者与他分析其原因，他说："上海是我国经济发达地区，相对来讲，环境污染较重，肺癌发病率比较高。而我们福州地区的很多老年人喜欢吃咸鱼干、咸肉、咸菜等腌制食物，所以消化道肿瘤发病率比较高。"这位肿瘤科医生的话，不无道理，可以反映出福州当地朋友的某些饮食特点。其实，喜好吃腌制食物，不仅在福州地区，全国很多地区的人都有这个偏好。

因此，尽量少吃烧烤和加工肉类，偶尔调剂一下，改善胃口无妨，但千万别贪嘴！

• 少吃或不吃水果可能会增加患胃癌的风险/食用柑橘类水果可能会降低患胃贲门癌的风险

第三版指南指出：蔬菜和水果越来越被证明是多种癌症的防护因素。蔬菜和水果摄入量越多，尤其是绿叶蔬菜，可以预防胃癌。蔬菜和水果中，除了其所含的抗氧化营养素和膳食纤维外，多种非营养生物化学物质很可能具有重要作用。

国外有研究指出：多食新鲜蔬菜和水果，给予低盐饮食，同时避免抽烟，能够减少 2/3～3/4 的胃癌发生。新鲜蔬菜及水果含有丰富的维生素 C 和类胡萝卜素等抗氧化成分，增加这些物质的摄入与胃癌发病率呈显著负相关。其原因可能与维生素 C、维生素 E 和类胡萝卜素等抗氧化成分能够阻断致癌物亚硝胺在体内合成，阻断多环芳烃类的生成，甚至可以使已转化的细胞逆转，从而减少致癌物的生成有关。

因此，建议平时可适当多食用柑橘类水果，如橘子、橙子、芦柑等。国内外的研究显示，食用柑橘类水果能够有效降低患胃贲门癌的风险，若每天食用 50 克，可减少 23％的胃癌发病；若每天食用 100 克，则可减少 40％的胃癌发生，效果惊人！

四

防范胃癌的食物

　　随着胃癌患者预后的不断改善,胃癌幸存者及家属对日常康复护理的需求越来越迫切,尤其是饮食调护。而日常生活中,到处充斥着各种各样的饮食养生的说法,多数患者及家属不知道如何科学饮食,或是人云亦云,盲目跟风,或是一概否定,这也不吃,那也不吃,最后不仅不能帮助患者更好地康复,反而造成更大的危害。

　　那么胃癌患者究竟吃什么食物才能更好地康复呢? 我们根据国内外众多研究,结合何裕民教授 40 多年的临床实践以及笔者多年的临床工作、营养教学、科研等,帮患者选择更加有利于康复的食材,助力患者更好地治疗和康复!

 全谷物

　　根据 2022 版《中国居民平衡膳食宝塔》建议,成年人每天应摄入谷类 200～300 克,其中包含全谷物及杂豆类 50～150 克,薯类 50～100 克,有益于身体的每天需求量。

　　全谷物类食物是指完整谷物种子或虽然经过加工处理后,

但仍然保留全部可食部分的食物。所以，如果在加工得当的情况下，稻米、小麦、大麦、燕麦、糙米、荞麦、薏苡仁、玉米等均可作为全谷物的食物来源。

稻米：常被忽视的无名英雄

自古以来稻米就被当作东方人的主要传统主食，也是我国南方的主要粮食作物，"南稻北麦"中的稻指的就是水稻。常见稻谷有籼稻谷和粳稻谷，经过加工后，则成了我们饭桌上常见的籼米和粳米。此外，根据稻谷的生长期长短，可分为早稻、中稻和晚稻。

我国是稻作历史最悠久、水稻遗传资源最丰富的国家之一，但因为它过于常见，我们很容易忽视它的真正有益价值，尤其是在某些特殊时期的饮食中，比如说胃癌康复期。稻谷淀粉含量占 40%～70%，碳水化合物尤其丰富，是最为经济的能量来源。除此之外，稻谷的外皮层中含有丰富的烟酸、维生素 B_1、维生素 B_2 以及镁、钙、磷、钾等矿物质，对于胃癌术后脾胃虚弱或化疗期恶心、呕吐、吃不下的患者，将稻米做成粥和饭等，均是非常好的补充营养、调理脾胃的方法。

如手术后的清流质，可以喝米汤（又称米油，用稻米类食物熬稀饭或做干粮时，凝聚在表层的细腻黏稠物）。米汤对胃的好处，从古至今均有记载，中医学认为其具有益气、养阴、润燥、调和脾胃的功效。《红楼梦》中第 20 回提到："袭人偶感风寒，吃了药，夜间发了汗，清晨走来觉得轻省了些，只吃些米汤静养。"《本草纲目拾遗》中也提过米汤："米油，力能实毛窍，最肥人。黑瘦者之，百日即肥白，以其滋阴之功，胜于熟地也。"米汤在民间更有粥之精华的美誉，百姓吃不起人参等大补之品，则以米汤当参汤，也有很好的养人功效。

最常被用于米汤原料的有粳米、小米等。除了做米汤之外，还可将稻米制成粥品以及米糊，都是胃癌患者可选择的食用方式。

玉米：抵抗胃癌的卫士

玉米又称玉蜀黍、苞米棒子等，常见的玉米种类如紫玉米、白玉米、甜玉米、糯玉米等。早在 20 世纪 80—90 年代，玉米常被作为充饥的主粮。而现如今，玉米作为一种粗粮，其保健作用，越来越被人们认可，如玉米含大量的卵磷脂、亚油酸和维生素 E 等营养素，可以预防高血压和动脉硬化等疾病。

随着学术研究的不断深入，人们发现玉米对防癌抗癌也有很好的作用。日本有研究者发现，食用了掺有紫玉米色素饲料的小白鼠，癌症发病率要比不食用这种饲料的小白鼠低 40%。这项研究表明，紫玉米色素具有抑制癌症发生的作用。研究发现，玉米中含有的谷胱甘肽过氧化物酶，能与一些致癌物质螯合，使之失去致癌性，并且可以通过胃肠道排泄出来，从而可有效防治癌症。

玉米胚芽中含有丰富的维生素 E 和硒元素，均具有一定的抗氧化作用，可有效防止细胞癌变或突变。玉米中还含有大量的 B 族维生素，具有健脾胃、增加食欲的作用，对于胃癌伴有食欲差的患者，有很好的改善作用。

不过需要指出一点，玉米蛋白质中缺乏赖氨酸，所以建议将其与豆类（如黄豆或豆腐、豆腐干等）一起食用，可以发挥蛋白质互补作用，有利于食物营养素的均衡搭配。

建议胃癌患者每天玉米摄入量50～100克。

薏苡仁：补正气、利肠胃

薏苡仁又名薏苡、薏米、薏仁等，是我国古老的药食两用佳品。薏苡仁的营养价值很高，被誉为"世界禾本之王"，可用来煮粥做汤，既可充饥，又具有滋补的作用。中医学认为，薏苡仁具有健胃、强筋骨、祛风湿、消水肿、清肺热等功效，适用于脾胃虚弱、肺结核、风湿痛、小便不利等症。桂林地区有首民谣这样唱道："薏米胜过灵芝草，药用营养价值高，常吃可以延年寿，返老还童立功劳。"由此可见，它的药用价值非同一般。

在欧洲，薏苡仁被赞誉为"生命健康之友"，日本也将薏苡仁作为抗癌利器。近年来，大量的科学研究和临床实践证明，薏苡仁还是一种抗癌药物，初步鉴定，它对癌症的抑制率可达35％或以上。薏苡仁中的薏苡仁脂（又称薏苡仁油）具有很好的调节患者免疫力，明显延长带瘤生存时间的作用。研究发现，薏苡仁油可以显著抑制胃癌 SGC-7901 细胞的增殖、迁移及侵袭，诱导癌细胞凋亡，有效抑制胃癌的发展。

薏苡仁对脾胃虚弱、泄泻等有很好的改善作用，可缓解胃癌化疗时的腹泻问题。可单独煎服，也可将薏苡仁与山药共煮，作为日常点心食用。

薏苡仁不仅对胃癌腹泻有很好的疗效，它对化疗时期升高白细胞也有一定的作用。胃癌患者放化疗后，常出现白细胞减少和贫血等症状，经常食用薏苡仁粥对放化疗后白细胞减少、体质虚弱、食欲不振、面部浮肿等，均有较好的疗效。

除此之外，薏苡仁中含有丰富的水溶性膳食纤维，它还兼有预防心血管疾病及降血脂的作用，可以减少肠道对脂肪的吸收。

藜麦：超级蛋白谷物

藜麦最早发源于南美，常被当成主要的粮食来源。近些年来随着经济水平的不断提高，藜麦逐渐成为受大众欢迎的"香饽饽"，因含有丰富的营养成分而具有"超级谷物"之称。

虽说藜麦的营养价值非常丰富，含有多种维生素、矿物质以及黄酮、皂苷等生物活性物质，但最出彩的部分在于其含有的蛋白质特性及较高的不饱和脂肪酸含量。

藜麦中脂肪酸含量约为 6%，高于玉米、小麦等近 3 倍，而其中不饱和脂肪酸含量约占总脂肪的 85%，主要以油酸、亚油酸、α-亚麻酸的形式存在。它不仅有利于改善胃癌患者术后营养不良和免疫功能低下，而且能有效抑制炎症反应，预防术后并发症；还可提高患者机体耐受性，有利于胃癌患者术后早期康复。故经常用于术后康复期，可与其他食物搭配，如与小米、大米同煮粥、熬汤饮用等。

藜麦中的氨基酸的种类和含量都十分丰富，是其他所有谷物类的食物无法比拟的，它不仅含有其他谷物中常见的限制性氨基酸（如赖氨酸），而且氨基酸的种类也相对平衡。根据联合国粮食及农业组织（FAO）制定的人类营养标准，藜麦蛋白可以提供所有必需氨基酸。对于牛奶、鸡蛋过敏或不耐受的胃癌患者，可用藜麦作植物蛋白代替他们缺失的部分。

同时有研究者通过分析饮食中添加藜麦种子对血浆氧化应激的影响，发现藜麦可以通过降低血浆中丙二醛的含量和提高抗氧化酶的活性，提高抗氧化能力，从而起到防癌抗癌作用。

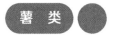

薯类（指具有可供食用块根或块茎类的陆生作物）算是我国第二大主食来源，其产量也是居世界首位。主要有马铃薯、红薯，常被作为直接的主食食用，其次为山药、芋头、魔芋、紫薯等。薯类大多含有丰富的膳食纤维、类胡萝卜素、多种维生素及微量元素等营养成分，同时还含有多酚类、多糖类、茄尼醇等活性成分，具有抗肿瘤、抗菌、降血糖、抗氧化、免疫调节等作用。

山药：益肾气、健脾胃

山药，既是中药，也是食物。据史料记载，早在3000多年前人类就已开始食用山药。清代吴仪洛在其所著的《本草从新》中说："山药色白入肺，味甘归脾。补其不足，清其虚热。"

山药多糖作为其主要活性成分之一，是近年来山药研究的热点，山药活性多糖具有抗肿瘤、降血糖、抗氧化及增强免疫力等作用。有研究者采用小鼠移植性实体瘤模型评价了山药多糖的抗肿瘤作用，结果表明，山药多糖对癌症有着显著的抑制作用。

张锡纯为近代名医，长期从事临床实践，著有《医学衷中参西录》。在食疗方面，张氏以山药为主药，以粥治病，颇有心得。山药粥可健脾养胃、滋补益气，尤其适合于胃癌见脾虚久泻、消化不良、腹胀等症。我们临床运用，疗效颇佳。

也可将薏苡仁与山药共煮，作为日常点心食用。山药宜选用保健作用好的铁棍山药。先将山药切成小块，再将薏苡仁煮至七成熟，放入山药块，共煮至熟，食用时调入少许白糖即可。本食疗方取材方便，可以健脾止泻，对于胃癌伴泄泻患者，可以久服。

红薯：抗癌养胃的功臣

红薯又名白薯、山芋、甜薯、地瓜，具有极高的营养价值，既可作为主食充饥，又可作为药用治病。红薯根茎块可作主粮，红薯叶可做菜，可谓全身是宝。

《本草纲目》记载红薯"补虚乏、益气力、健脾胃"；《中华本草》谓其"补中活血、益气生津"。由此可见，体虚的患者，多食有益。

日本国立癌症预防研究所通过对40多种蔬菜抗癌成分的分析以及抑癌试验表明，在对肿瘤有明显抑制作用的蔬菜中，熟红薯和生红薯分别名列"冠军和亚军"，尤其是熟红薯，其抑癌率（98.7％）略高于生红薯（94.4％）。日本科学家还发现，浓缩4倍的红薯汁，对癌细胞增殖的抑制作用比普通红薯汁要高20％。

红薯之所以具有很强的抑癌作用，与其富含胡萝卜素及脱氢表雄酮（DHEA）等成分有关。胡萝卜素可抑制上皮细胞异常分化，增强人体免疫力，阻止致癌物与细胞核中的蛋白质结合。脱氢表雄酮拥有与肾上腺素和类固醇相类似的化学结构，是一种具有很强生理活性的物质，可以提高患者的免疫力，同时还有很强的抗菌消炎作用，可用于预防胃癌、肠癌及乳腺癌等癌症，还可以有效预防心血管疾病、糖尿病等。

传统红薯品种主要以块根为食用部分。近年来，全国各地掀起了一股"红薯叶热"，用红薯叶制作的食品，甚至摆上了酒店、饭馆的餐桌。研究发现，红薯叶有提高免疫力、止血、降血糖、解毒、防治夜盲症等作用，经常食用不仅可防治便秘、保护视力，还能保持皮肤细腻、延缓衰老。因此，亚洲蔬菜研究中心已将红薯叶列为高营养蔬菜品种，称其为"蔬菜皇后"。

红薯茎叶中的多糖、绿原酸、黄酮类化合物具有抗肿瘤作用。红薯茎叶中还含有具有清除氧自由基性质的多糖、黄酮类等物质，能够抑制肿瘤细胞的生长。另有实验表明，红薯叶中的肽类也具有较强的抗肿瘤作用，能通过诱导和促进癌细胞凋亡的途径，在抑制癌细胞增殖调控中发挥重要作用。

红薯叶的吃法很多，选取鲜嫩的叶尖，开水烫熟后，用香油、酱油、醋、辣椒油、芥末、姜汁等调料，制成凉拌菜，其外观嫩绿，能令人胃口大开。也可将红薯叶同肉丝一起爆炒，食之清香甘甜，别有风味。此外，还可将红薯叶烧汤，或在熬粥时放入。日本市场有罐装腌制的红薯叶小菜出售，我们也可将红薯叶加盐制成佐餐小菜，一样美味。

建议每次吃红薯 50 克左右，1 周食用 2～3 次即可。切忌食用霉变、有黑斑病的红薯。

红薯虽有健脾养胃的功效，但是要吃得正确，对于胃癌手术及手术恢复期、胃部溃疡、胃酸过多以及气滞食积、胃胀的患者，则不宜食用。

马铃薯：益气和胃的"地下人参"

马铃薯与高粱、水稻、玉米、小麦共同被称为世界五大作物。中医学认为，马铃薯性平，有调中、和胃、益气、健脾等功效。从营养学角度来看，马铃薯因富含铁、维生素等营养物质，因此具有"地下人参"之美誉。

马铃薯是少有的高钾蔬菜，它不仅能够提高胃肠运动能力，缓解胃癌术后的胃肠动力不足，还可降低恶心、呕吐和厌食的发生，有效缓解症状。尤其对于因严重缺钾导致的难以忍受的腹胀甚至麻痹性肠梗阻，都有很好的防治作用。同时，马铃薯还有一定的降压作用，尤其适合于胃癌伴有高血压症的患者。

有学者指出：每天吃 1 个马铃薯，可使脑卒中的概率下降40％。马铃薯因脂肪含量很低，还可以作为减肥食物食用。

在食用时，将马铃薯做汤、炒、煮或蒸熟食等均可，建议不食薯条和薯片之类的油炸食物。绿皮和发芽的马铃薯含较多的龙葵碱，毒性较高，易引起中毒，出现头痛、腹痛、呕吐、腹泻、瞳孔散大、心跳减慢、精神错乱，甚至昏迷等症状，不可食用。

牛蒡：肠道菌群平衡剂

牛蒡属于菊科植物，是一种药食兼用的益身蔬菜，营养价值极高，有"东洋参"之美誉。牛蒡在医学上历史悠久，我国古代中医药文献和历版《中国药典》中均有记载。

牛蒡可分为牛蒡子和牛蒡根，一般来说，从菜市场买来做蔬菜吃的是牛蒡根。唐代名医孙思邈就经常把牛蒡的嫩苗和根当蔬菜吃，认为有补益作用。牛蒡根不仅能通经，利二便，促进新陈代谢和血液循环，还具有消炎镇痛的功效。

牛蒡子是指牛蒡成熟的果实，属于中药学里的辛凉解表药，具有清热解毒利咽、疏风宣肺透疹的功效。孙思邈曾亲自栽种过许多药物，其中就包括牛蒡子。因为牛蒡子的作用要比牛蒡根强，因此，在中医药方中，一般使用的牛蒡是指牛蒡子。

《现代中药学大辞典》中把牛蒡解释为具有可促进生长、抑制肿瘤、抵抗细菌和真菌的植物。有研究认为，牛蒡果实含牛蒡苷，经水解生成的牛蒡苷元具有抗癌活性。

有报道显示，牛蒡中含有促进人体肠道有益菌生长的酶素和菊糖，可维持肠道菌群平衡、促进消化，食用后具有健胃、消胀的作用。同时，因牛蒡富含水溶性膳食纤维，可促进肠胃蠕动，防治便秘。现代研究还发现，牛蒡子还可用于防治糖尿病、肾病。

日常生活中，我们可以采用鲜牛蒡根榨汁，温开水调服，用来治疗胃癌、胃痉挛所引起的腹痛、腹胀等症。

魔芋：肠道清道夫

魔芋是一种薯芋类作物，素有"去肠砂"之称，在日本它被誉为"胃肠清道夫"。早在 2000 年前，我国就将它作为一种食材食用。当然，魔芋更是一种珍贵的药材。它含有丰富的膳食纤维、多种矿物质、维生素以及氨基酸等，能够很好地防治高血压、糖尿病等。

大量的研究证明，食用魔芋不仅可提高机体的免疫力、改善心脑血管功能，还能起到预防和治疗癌症的作用。魔芋有良好的抗肿瘤作用，其主要抗癌成分为葡甘聚糖，可以影响癌细胞的新陈代谢，诱导癌细胞凋亡，抑制肿瘤浸润性生长和远处转移等作用。中医学认为，魔芋可软坚散结、解毒化痰，可治疗各种痰核、瘰疬等，对癌瘤具有很好的防治作用。

同时，魔芋低热量、低脂、低糖的特征，使其成为减肥的主要食物之一。若是有减肥瘦身的需求，可以选用魔芋代替部分主食，不但能给人带来一定的饱腹感，还会促进胃肠蠕动，减少肠道对脂肪的吸收，有瘦身作用。

不过，生魔芋有毒，因此须煎煮3小时以上才可食用。目前常制成干燥无毒的魔芋精粉，再做成魔芋丝、魔芋豆腐等，用于食用。

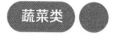

番茄：抵抗胃癌的一名"大将"

番茄又称西红柿，因其品种不同，既可作为菜肴，又可当作水果来食，因此被誉为"菜中水果"。除了常见的大番茄外，还有形似拇指大小的樱桃番茄，又称"圣女果"。大番茄常被用作菜肴，圣女果更适合当作水果。

无论哪种番茄品种，都富含番茄红素，它以强大的抗氧化作用和预防癌症等功效而著称。番茄红素是植物中所含的一种天然色素，主要存在于茄科植物番茄的成熟果实中。其他果蔬如西瓜、南瓜、胡萝卜、柿子、芒果、葡萄、草莓、柑橘等，也含有微量的番茄红素。

在 20 世纪 50 年代，美国的医学专家首次报道番茄红素具有抗癌效应。后经流行病学的深入调查及多次动物实验，证明番茄红素确有预防和抑制癌症的功效。

如意大利的一项流行病学调查证实，与每周仅吃 2 次番茄制品的人相比，每周至少吃 7 次的人胃癌发病危险性降低 50％。研究还发现，血浆番茄红素水平与胃癌呈显著负相关，也就是说血浆番茄红素水平越高，胃癌的发生风险就越低。

另外，番茄内的苹果酸和柠檬酸等有机酸，还有增加胃液酸度，帮助消化，调整胃肠功能的作用。

现代医学研究认为，番茄红素主要通过以下几种通路实现防癌、抗癌的作用：

（1）通过一系列的生化作用，番茄红素能促进癌细胞分化（向良性方向转化），抑制癌细胞增殖。

（2）可增强人体免疫功能。番茄红素能促进一些具有防癌、抗癌作用的细胞素分泌，如白细胞介素－2 等，并激活淋巴细胞对癌细胞的溶解作用。

（3）细胞的老化、损伤与 DNA 突变都和自由基作用有关，而抗氧化剂（如番茄红素等）可有效清除自由基，有助于抑制癌症。

胡萝卜：抗癌小人参

胡萝卜是一种我们常见的食物，既可以当作蔬菜，也可以当作水果，在一定的时候，更是可当药物使用，可谓是集多重身份于一身，故又有物美价廉的"小人参"的美誉。20世纪早期进行的一些研究显示：吃富含β-胡萝卜素的蔬菜和水果的人患癌的可能性较小，尤其是胃癌、食管癌和肺癌。

胡萝卜能够抵抗胃癌与其含有丰富的类胡萝卜素有关，包括α-胡萝卜素、β-胡萝卜素、γ-胡萝卜素等。它们能够抑制上皮细胞异常分化，阻止致癌物与细胞核中的蛋白质结合。并且部分类胡萝卜素还能够在体内转化成维生素A，有助于增强胃癌患者的免疫力，预防癌症复发。

另外胡萝卜中还含有一定的木质素，有提高机体抗癌力，消灭癌细胞的作用。现代研究证实，胡萝卜中含有的β-胡萝卜素能增强巨噬细胞、淋巴细胞的功能，促进细胞因子释放。

不过，虽然胡萝卜有很好的抗癌作用，但不宜过食胡萝卜。过食胡萝卜可出现高胡萝卜素血症等问题。所以，建议每天胡萝卜的食用量在80克左右。而且类胡萝卜素为脂溶性维生素，所以在烹调时适当加入少许的食用油，会更有利于吸收。

花椰菜：超级抗炎食物

花椰菜又名"菜花"或"花菜"。有白色和绿色两种，白菜花进入我国的历史相对较早，我国南北方都有种植，大家都比较熟悉，日常生活中说起菜花一般指的是白菜花。而绿花菜又称为西蓝花，较晚从国外引种栽培，故又有人称其为"美国花菜"。

在众多的蔬菜中，白色的花椰菜凭借着自己的实力跻身抗癌大军中，它属于十字花科类食物中的一种，富含维生素 C、葡萄糖苷、芥子油苷、叶酸等成分，并且具有很强的抗癌能力。

花椰菜中含有丰富的异硫氰酸盐化合物和芥子油苷等活性物质，有非常强的抗氧化、抗炎症的效果。同时花椰菜里所含有的类黄酮化合物也非常高，这种物质能阻止胆固醇氧化，预防血栓形成，从而可以降低患心脏病与脑卒中的风险。花椰菜还含有丰富的维生素 K，能够促进血液正常凝固，有效预防内出血及痔疮等。

各项研究表明，常食用花椰菜能够减少胃癌、直肠癌、乳腺癌等的发病率。因此，花椰菜已被各国列为抗癌食物。

猴头菇：胃的保护伞

几乎所有的菌菇类都具有提高免疫力的功效，这与菌菇类食物中含有丰富的酶及多糖等活性物质有关。它们参与人体多种代谢反应，通过提高巨噬细胞的吞噬能力及淋巴细胞的水平，诱导干扰素的产生，从而提高免疫力，发挥防癌抗癌等作用。

猴头菇是一种珍贵的药食两用的食用菌。因其形似猴子的头部，故称为猴头菇。猴头菇除了具有一般食物中所含的蛋白质、脂肪、维生素等传统营养素外，还含有猴头菇多糖、多肽等多种保健功能因子，具有抗炎、降血糖、抗衰老、提高机体免疫力、抗肿瘤等作用。其中猴头菇多糖已被发现能够保护人体胃黏膜，催化多种胃黏膜因子的保护作用，并且能够治疗应激性胃黏膜损伤，可用于治疗各类急慢性胃炎、胃溃疡等。近年来，猴头菇在胃病患者中尤为受欢迎，一直被作为护胃养胃的食物来食用。

另外，猴头菇多糖可促进胃黏膜上皮细胞修复和再生，减轻微血管损害及减小微血管的通透性，修复胃黏膜屏障，这有利于胃癌患者预防和降低胃出血或胃穿孔的发生。因此，对于胃癌及术后患者可多食用，具有很强的养胃功效。

除此之外，食用猴头菇还能够增强机体巨噬细胞的吞噬能力，促进白细胞生长和免疫球蛋白产生，抑制肿瘤细胞的生长与侵袭，有助于提高胃癌患者放疗、化疗的效果。

猴头菇已由中国药学界制成猴菇菌片用于预防和治疗胃癌、食管癌等疾病中，具有很好的效果。

日常生活中，我们可将干猴头菇用冷水泡发，捞起并挤干猴头菇的水分，与其他食材煲汤、煮粥或直接打粉冲泡食用。近些年来，猴头菇也常被用于各种食品加工中，大家可以选择食用。

大蒜：灭菌抗癌好帮手

大蒜是百合科葱属植物，2000 多年前，由西汉张骞出使西域时带回中国，如今已成了我国大众日常保健食用和药用佳品。大蒜的抗菌作用，已广为人们所熟知。其对葡萄球菌、志贺菌属、大肠埃希菌和霉菌等都有杀灭作用，被称为"地里生长的青霉素"。

很早以前国内外学者就开始关注大蒜的抗癌作用了。大蒜中的含硫有机物等功能成分，不仅能抑制致癌物质亚硝胺在体内的合成，而且对癌细胞有直接的杀伤作用。常吃大蒜不仅可提高机体免疫力，增强机体抗氧化、抗突变和抗肿瘤等作用，还能阻止癌细胞扩散，延缓癌症发展。

另外，有研究表明，鲜蒜泥和蒜油等均可抑制黄曲霉毒素 B_1 诱导肿瘤的发生，并延长肿瘤生长的潜伏期。据相关研究证实，蒜叶、蒜瓣、蒜油、新蒜汁、蒜泥、蒜片及蒜粉等，均有抗癌效果。

需要注意的是，大蒜不宜空腹食用，因生吃大蒜可刺激和损伤胃黏膜，造成胃炎和胃溃疡。建议在饭后或是进餐中食用，每次食用大蒜 2～3 瓣为宜，数量不宜过多。

很多人深知大蒜的保健作用，但碍于食用后，口中时常有股异味，所以往往对它"敬而远之"。其实食用后只要用浓茶漱口，或嚼些口香糖、生花生米，或嚼几个大枣、橄榄就可以去味。

茄子：消化道癌症的克星

茄子又名落苏，其外形似果，肉质鲜嫩，物美价廉，有绿色、紫色、长形、圆形之分。其做法很多，蒸、炒、炖、煮皆宜，是为数不多的紫色蔬菜之一。

茄子富含多种矿物质，如构成骨骼和牙齿的钙元素、改善缺铁性贫血的铁元素等。最主要是茄子的紫色外皮中含有丰富的花色苷和龙葵碱，为花青素的衍生物，具有很强的抗氧化及抑制肿瘤的作用。

茄子中含有龙葵碱，现代药理研究表明，含有龙葵碱的复方制剂对小鼠 H22 腹水型癌细胞的增殖，有明显的抑制作用，抑制率达到 87.35%。而紫茄子中龙葵碱含量较其他品种的茄子高，所以抗癌效果以紫茄子为佳。不仅如此，龙葵碱对消化道癌细胞的增殖，有很强的抑制作用，尤其对胃癌和直肠癌有很好的疗效。

花色苷是黄酮类的一种，研究发现，其中的飞燕草色素是一种具有强抗氧化作用的物质，能消除 97% 的超氧化物、99.5% 的羟基。多项研究证实，飞燕草色素具有抑制致癌物质的作用，并且还有益于视力的恢复。

尽管茄子的吃法很多，但因茄子含维生素较多，维生素在高温环境下容易被破坏，所以茄子不适宜用高温、时间长且高油的方式烹饪，这样会造成营养素过多流失，建议以蒸或凉拌的方式为宜。烹饪时还可以配以葱、蒜，如蒸好茄子后，放入少许芝麻油，加上 2 瓣大蒜，既美味又有很好的防癌抗癌作用。

灵芝：胃癌的吉祥草

灵芝又称灵芝草、神芝、仙草等，常见有紫芝、赤芝、青芝、白芝等。《神农本草经》中称之为上品，具有扶正固本之功效。

现代营养学中研究发现，灵芝乙醇提取物在体内外都具有很强的抗肿瘤活性。体外实验表明灵芝乙醇提取物对胃癌、胰腺癌、肺癌、宫颈癌、肝癌、乳腺癌均具有抑制增殖的作用。

灵芝中的三萜类物质是灵芝的主要抗癌活性成分，其中灵芝烯酸 B（GAB）是一种从中草药灵芝中提取分离得到的羊毛甾烷型三萜化合物。研究发现，此化合物不仅对胃癌化疗可起到增敏效果，还有助于提高胃癌细胞的靶向治疗作用。

另外，灵芝多糖也是灵芝中最重要的抗癌成分。灵芝多糖是良好的生物反应调节剂，可提高机体自身防御机制。灵芝多糖是一种有效的化疗增效减毒剂，可参与抗肿瘤的免疫应答过程，促进 T 淋巴细胞的增殖分化，增强巨噬细胞的活力，提高免疫活性细胞的杀伤力；还能促进蛋白合成，以抑制病灶发展和恶化，从而提高患者的生活质量，延长生存时间。

所以，胃癌患者在不同时期都可食用灵芝，灵芝泡茶喝效果比较好，每次 6～12 克，连续冲泡饮用，具有辅助治疗、提高免疫力的作用。

菠菜：利五脏，通肠胃热

菠菜又称波斯菜或鹦鹉菜，富含 β-胡萝卜素、维生素 C 和钙等营养素，具有一定的药用价值。《食疗本草》中指出菠菜"利五脏，通肠胃热"。《本草求真》言："菠菜，何书皆言能利肠胃。盖因滑则通窍，菠菜质滑而利，凡人久病大便不通，及痔漏关塞之人，咸宜用之。"这都告诉人们，多吃菠菜对于大便不通（包括胃癌引起的大便不通）者有很好的通便作用。

作为抗氧化剂的维生素 C 来说，菠菜中的含量也是相对较高。维生素 C 不仅能够通过提高免疫力来抵抗癌细胞，还可以通过促进干扰素的合成，进而有效抑制癌细胞的生长。同时，还能阻断外来致癌物的致癌作用，预防癌症的发生和发展。

菠菜的吃法花样繁多，菠菜汤、菠菜炒蛋、菠菜炒豆干、炒菠菜、蒜泥菠菜等，都很常见，制作也方便。不过，菠菜虽好，但食用时要注意以下几点：

（1）菠菜富含草酸，可以与矿物质结合，不仅抑制矿物质的吸收，还会生成不溶性的草酸钙，造成钙质流失，还可能沉积成结石。而且菠菜有涩味，因此，食用前可以在沸水中焯一下，一方面可以减少草酸，另一方面也可去除涩味。

（2）胃癌伴有输尿管结石和肾结石的患者不宜食用。

（3）菠菜性滑利，腹泻者不宜多食。

南瓜：补血防癌之妙品

南瓜是我国夏秋季的主要蔬菜之一，不仅营养丰富，而且还具有多种食疗保健作用及药用价值。南瓜全身都是宝，南瓜肉、南瓜子可药食两用。南瓜须可镇痛抗炎，南瓜根可补虚通乳，南瓜藤汁可治疗烧伤、烫伤，南瓜花可治疗黄疸、痢疾。早在《本草纲目》中就有记载，将南瓜与灵芝放在一起，具有补中气、补肝气、益心气、益肺气、益精气的作用，凡久病气虚，脾胃虚弱，症见气短倦怠、食少腹胀、水肿尿少者均可用。

南瓜中含多糖、蛋白质、维生素、矿物质、果胶、生物碱、甘露醇等多种成分，经常食用南瓜有助于降低血压，提高人体免疫能力，预防癌症的发生；男性经常食用还可以预防前列腺疾病。此外，常吃南瓜可使大便通畅、肌肤细嫩，尤其对女性有美容作用。清代名医陈修园说："南瓜为补血之妙品。"清代名臣张之洞就曾建议慈禧太后多食南瓜。

南瓜中富含的抗氧化剂β-胡萝卜素，可有效清除体内自由基，有助于降低患癌风险。近年来的研究也表明，南瓜含有一些生物碱、葫芦巴碱、南瓜子碱等生理活性物质，能消除和分解致癌物质亚硝胺，起到防治癌症的作用。南瓜中含有丰富的果胶成分，可粘结和消除体内细菌毒素和其他有害物质，促进胃肠蠕动，防治胃癌患者便秘。

除此之外，南瓜作为高钙、高锌、高铁、低钠食物，特别适合中老年人和高血压患者食用，有利于预防骨质疏松症和防治高血压。南瓜子含有的色氨酸是血清素形成中必不可少的成分，而血清素有助于褪黑激素的产生，该激素有助于调节睡眠清醒周期，改善睡眠质量。

南瓜有老嫩之分，它们的最佳食用方法也有所不同。老南瓜多做煮食、蒸食，或煮熟后捣烂拌面粉制成糕饼、面条等，还可加工制成南瓜粉。嫩南瓜则可切片，荤、素炒食，还可做汤、做馅等。

卷心菜：促进溃疡愈合

卷心菜口味清香、脆嫩，四季都能吃到，是我国主要的蔬菜品种之一。卷心菜含有丰富的维生素 C、钙、磷等，值得称道的是，它在抗癌、抗衰老和防止心脑血管疾病等方面，显现了强大的功效。

卷心菜奇特功效的秘密在于其含有一种硫代葡萄糖苷类化合物，对人体内一种能起到解毒作用的酶具有诱导作用。也正是这种成分对预防癌症、抗氧化、防治心脑血管疾病发挥了积极的作用。现代药理研究证实，卷心菜中含有某种溃疡愈合因子——维生素 U，这种维生素能促进胃黏膜分泌胃液，保护胃壁免受刺激，从而加快胃、十二指肠溃疡的愈合，对胃溃疡有着很好的治疗作用。尤其是食用卷心菜汁，创面愈合能更快加速，效果优于人工合成的维生素 U，适宜胃溃疡患者食用。同时，维生素 U 还能分解亚硝酸胺，如经常食用，可预防胃癌、肺癌、食管癌及结肠癌的发生。另外，多吃卷心菜，还可增进食欲，促进消化，预防便秘。

购买卷心菜时要注意，外层叶子越多、越嫩，其抗氧化作用也就越强。需要注意的是，烹调过度会使卷心菜香味消失而产生不良味道。而且，长时间烹调的卷心菜营养价值也大大降低。要想最大限度地保留卷心菜的营养，生食或缩短烹调时间最好。

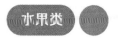

猕猴桃：调节免疫的最佳帮手

猕猴桃又叫藤梨、奇异果，在中国已有 1300 多年的栽培历史，素有"中华猕猴桃""西方草莓"之称。"猕猴桃"有黄色和绿色之分，味道酸酸甜甜，质软肉多，除了能够鲜食外，还可做成果汁、果酱、果酒、果脯等，备受大众追捧。但很少有人知道，其实它的药用价值也很高。

中医学认为，猕猴桃性寒，具有活血利尿、健胃、清热利湿等功效。现代营养学认为，猕猴桃富含蛋白质、氨基酸和多种矿物质，脂肪含量极低，还富含维生素 E 和维生素 K 等多种维生素，属营养丰富的健康水果。其中，猕猴桃的维生素 C 含量在水果中居前列，有"维 C 之王"的美誉。

现代研究已证明，维生素 C 可通过阻断亚硝胺的生成，预防胃癌的发生；而且维生素 C 能增强抗肿瘤药物对一些肿瘤细胞的诱导杀伤作用，提高治疗效果。现代药理研究也表明，猕猴桃根具有广泛的抗癌活性，对胃癌、肠癌、食管癌、肺癌和乳腺癌等癌细胞均表现出较好的药理作用。

不过猕猴桃偏寒凉，故脾胃虚寒、大便溏泻者不宜多食。日常食用时，可以将其与含铁丰富的食物一起食用，或配合铁剂一起治疗胃癌患者的缺铁性贫血，有利于促进铁在体内吸收。

柑橘：富含β-隐黄素的黄色水果

柑橘包括橙、橘、柑、柚等，其外皮辛香，含有芳香油，果肉汁多。

研究发现，从柑橘果实中（幼果、果皮、果汁、种子）提取分离并鉴定出的番茄红素、柑橘苷配基、香豆素、柠檬苦素以及β-隐黄素都具有很强的抗癌作用。作为柑橘水果中最具特色的两种物质为柠檬苦素和β-隐黄素。

柑橘中的β-隐黄素可抑制肿瘤的体积和质量，通过诱导胃癌细胞的凋亡来抑制胃癌细胞的增殖。此外，β-隐黄素可以通过诱导血管内皮生长因子（VEGF）、表皮生长因子（EGF）、癌胚抗原（CEA）和糖类抗原（CA19-9）显著降低癌细胞增殖，减缓胃癌的病情。

柠檬苦素能够分解体内的致癌物质，抑制和阻止癌细胞的增殖和生长，从而达到防癌抗癌的作用。据相关研究显示，柠檬苦素可提高顺铂化疗药对胃癌耐药细胞的敏感性，增强化疗效果，从而提高临床治疗效果。

在柑橘中，不仅上述物质具有很好的抗癌性，白色的筋络通常被称为"橘络"，其味甘苦，性平，还可入药，具有通络、化痰止咳的功效，可治经络气滞、久咳胸痛、痰中带血、伤酒口渴等病症。

苹果：多糖显奇功

苹果是世界上最受欢迎的四大水果之一，素来享有"水果之王""全方位的健康水果"之美誉。西方有这么一句谚语："一天一苹果，医生远离我"（An apple a day keeps the doctor away）。虽然说，多吃苹果与少看医生之间没有直接的联系，但是把苹果加入到日常饮食清单中，可以从多个方面促进健康。经常吃苹果，不仅有助于减肥，还有益于促进心脏、大脑、肠道、骨骼、胃部健康，而且可以降低许多疾病风险，如癌症、糖尿病、哮喘等。

越爱吃苹果的人患癌概率越低。意大利佩鲁贾大学（University of Perugia）的专家们曾对超过 40 项的研究数据进行分析总结，结果发现：吃苹果对预防肿瘤很有好处，尤其是对胃癌和食管癌的效果最明显，能减少近一半的患肿瘤风险。同时，还有研究证实，每天吃一个以上的苹果，患肺癌的概率减少 25％，患乳腺癌的概率也降低 20％。

苹果含有类黄酮、三萜类等天然化合物，这些是苹果抗癌活性的主要成分。类黄酮具有强大的抗氧化和抗炎作用；三萜类化合物具有强大的抗增殖活性，能抑制癌细胞的增殖。现代研究还发现，苹果中含有丰富的多酚类物质，能够抑制癌细胞的增殖，降低胃癌的发病率。

苹果除了直接吃，还有很多做法，如民间有蒸苹果治疗腹泻的偏方，有些人则将苹果制成苹果派等甜品，现在还流行烘干苹果片以制作水果茶。值得一提的是，用温度过高的水浸泡水果片时，会加速分解部分维生素，导致营养价值降低。因此，建议用温水浸泡饮用水果茶。

番木瓜：超强解毒功力助抗癌

番木瓜又称木瓜，"百益果王"。通常说的木瓜有两大类：蔷薇科木瓜属植物木瓜与热带水果番木瓜科的木瓜（番木瓜）。我们日常食用的主要是番木瓜科木瓜，而蔷薇科的木瓜则以药用为主。所以，这里所指的木瓜是指供食用的番木瓜科木瓜。

中医学认为，木瓜性温、味酸，具有平肝和胃的功效。日本名古屋大学的一项实验研究发现，番木瓜具有很强的活化酶素能力，因其含有一种叫作异硫氰酸酯的物质。这种物质能提高解毒酶素的活性，可预防香烟等烟雾中致癌物引起的肺癌、肝癌、胃癌、肠癌等，并且还可降低诱发胃癌的幽门螺杆菌的感染率。

如果胃癌患者出现饭后容易腹胀，或者经常吃饭不易消化，脾胃比较虚弱等情况，可以饭后少量吃点木瓜，有利于促进肠道消化吸收功能，减轻肠胃的负担。对于木瓜，我们可以生吃或将木瓜榨汁，或者木瓜叶熬汤都可。不过需要注意的是，民间的木瓜炖雪蛤，虽然很出名，但是此物不一定适合于所有人，尤其是女性患者。

橄榄：开胃降气

橄榄又称青果、白榄、甘榄，原产于中国，至今已有2000多年的栽培历史，富含蛋白质、脂肪、碳水化合物、维生素、钙、磷、铁等成分，而且可以作为药用，是很好的药食两用食材。

中医学认为，橄榄性平，味甘、酸，具有清热解毒、利咽化痰、生津止渴、开胃降气、除烦醒酒的功效，适应于治咽喉肿痛、咳嗽吐血、菌痢、暑热烦渴、肠炎腹泻等病症。古籍《王氏医案》中记载的"青龙白虎汤"，即是用的青橄榄和白萝卜，可治疗风火喉病、喉间红肿等症。橄榄被历版《中国药典》收载并广泛应用于临床实践和养生保健中。

橄榄中含有丰富的植物化学物，如酚类、黄酮类、苯丙素类、香豆素类、多糖类、三萜类及挥发油类等，其中以酚类含量最高。有研究证实，橄榄提取物或其活性成分在抗菌消炎、调血脂、降血糖、抗氧化、抗癌、解酒护肝等方面发挥着重要作用，临床上对治疗急慢性喉炎、慢性支气管炎、结肠炎、过敏性咳嗽、糖尿病以及神经炎等，有显著的疗效。

医学研究发现，钙可与脂肪酸、胆汁酸结合形成不溶性化合物排出体外，可减少患胃肠肿瘤的风险。而橄榄含钙量高，经常食用可有效预防胃、肠道肿瘤的发生。另外，橄榄能阻断N－亚硝基化合物的合成，有助于预防消化道肿瘤。

虽然橄榄的功效很多，但表证初起者和脾胃虚寒者应慎用。

豆类及其制品

大豆：豆中之王

大豆是目前常吃的食物中蛋白质含量最丰富的植物，蛋白质含量为 35％～40％，其氨基酸组成接近于人体需要，可以弥补谷物中较为缺乏的赖氨酸。因此，平时饮食中建议谷类和豆类一起食用，蛋白质整体的利用率会提高。另外，大豆中无机盐的含量占 4.0％～4.5％，其中钙的含量比较高，对于缺钙的人群，大豆不失为一种非常适合的补钙食物。

当然，大豆不仅营养价值高，它在抗癌方面也发挥着重要的作用。研究发现，大豆中含有一定量的植酸，植酸可抑制肠癌、肝癌、胃癌、宫颈癌、乳腺癌、前列腺癌和胰腺癌等癌细胞的增殖，并且对正常细胞没有毒性。

豆浆、豆腐、豆腐干等是常见的豆制品，属于低脂肪高蛋白的食物，多数研究者认为，大豆及豆制品对胃癌有一定的保护作用。植物蛋白可以缓冲胃内的酸碱度，降低胃内致癌物的形成，减少致癌物与胃黏膜的接触，提高机体对胃损伤组织的修复能力，进而减少胃癌的发生。

日本癌症专家平山雄曾耗时 13 年，对 26 万名 40 岁以上健康者进行了长期观察随访，结果发现，每天都喝一碗豆浆者的胃癌发生率比不喝豆浆者低了近 2/3。同样，针对我国北方老年人的一项流行病学调查也发现，常喝豆浆、吃豆腐的人，比不喝豆浆、不吃豆腐的人患胃癌的风险降低一半以上。

除此之外，日本有研究认为，若将大豆食物（如豆腐）加入每天的饮食中，罹患直肠癌的概率比根本不吃大豆的人低 80％。

另外，有研究发现，经常食用大豆及豆制品，有助于预防乳腺癌的发生，因其中含有"他莫昔芬"类物质。而众所周知，乳腺癌的发生与体内激素水平失衡有关。当雌激素水平异常增加时，就有可能导致乳腺癌的发生，而他莫昔芬是临床常用的内分泌治疗药物，可有效对抗雌激素的作用。因此，如经常食用大豆及豆制品还有很强的预防乳腺癌的功效。

不过，在食用大豆时须注意，尽量食用豆类加工制品，或者将豆子浸泡2～3小时后加工食用，这样有利于胃癌患者的消化和吸收，不易出现腹胀的问题。

豆腐：下大肠浊气、消胀满

豆腐，古称"黎福"，是一种以黄豆为主要原料的食物，起源于中国，在越南、日本和朝鲜半岛也很普遍，因其味美、洁白养眼，深受广大人民的喜爱。

相比大豆，豆腐为补益清热养生食品，常食可补中益气、清热润燥、生津止渴、清洁肠胃。《食鉴》指出："豆腐，宽中益气，和脾胃，下大肠浊气，消胀满。"

研究发现，豆腐含较多的钙、镁和铁，对牙齿、骨骼的生长发育颇为有益，对改善贫血也有积极的作用；而且豆腐脂肪中不饱和脂肪酸高达61％，但不含胆固醇，对动脉粥样硬化和心脏病等疾病具有很好的防范作用。

豆腐还有很好的抗癌作用。据调查，居住在夏威夷的美籍日本人，因为经常食用豆腐，胃癌患病率比不吃豆腐的美国人少1/3。另外，豆腐中含有大量的甾固醇、豆甾醇，均是抑癌的有效成分，能够抑制癌细胞生长。同时，对于恶性肿瘤的并发症也有很好的预防作用。

豆腐蛋白质易于被人体消化吸收，特别适合于胃肠道肿瘤伴有脾胃功能虚弱的患者食用。豆腐凉拌、红烧和炖汤等，都是不错的家常食用方法。

不过，豆腐虽好，过量食用也会危害健康。中医学认为，豆腐性偏寒，胃寒者和易腹泻者不宜多食。因豆腐含有较多的嘌呤，因此对于肾功能不全、痛风患者也需少食。

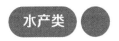

鲫鱼、黑鱼、鳝鱼：优质蛋白质的佳品

鱼类是人们日常膳食的重要组成部分。与畜禽肉相比，鱼的肌纤维细短，肉质细腻，不管采用哪种烹饪方法，鱼肉总是给人细嫩的质感，更容易被人体消化和吸收。所以，对于胃癌患者来说，动物性食物首选鱼类，其次是禽类，最后才是畜类。

鲫鱼、黑鱼、鳝鱼是人们日常生活中比较常见的鱼类，尤其是黑鱼，常作为术后康复的首选鱼类，有利于伤口的恢复和愈合。这三种鱼都属于高蛋白、低热量的食物，且脂肪含量低于一般的动物性食物，且以 $\omega-3$ 不饱和脂肪酸为主。

研究发现，这些鱼类中含有的 $\omega-3$ 不饱和脂肪酸能够通过调节转录因子活性和信号转导，以及改变雌激素代谢等途径抑制肿瘤细胞生长，具有抑癌抗癌的作用。

对于胃癌患者来说，食用鱼的时候，建议以清蒸、炖汤为宜。

藻类：天然的免疫剂

我国海域辽阔，海藻资源极其丰富，种类繁多，目前已有

3万多种，其中真正可供人类食用的有70多种，如海带、紫菜、裙带菜、鹿角菜等。藻类含多糖、蛋白质、多肽、脂类、氨基酸、膳食纤维和矿物质等成分，其中的蛋氨酸和胱氨酸极为丰富，这一点是一般的动物蛋白质和大豆蛋白质无法比拟的。

其实藻类食物不仅营养价值高，还有强大的抗癌作用。近年来，随着对藻类研究的不断深入，其在抗肿瘤方面的应用也是越来越广泛。

藻类的抗肿瘤作用早在《神农本草经》中就有记载："主瘿瘤气，颈下核，破散结气痈肿，癥瘕坚气，腹中上下鸣，下十二水肿。"研究表明，海藻中所含的海藻多糖、萜类化合物、海藻色素糖蛋白等在抗肿瘤方面有着重要的作用，可用来治疗食管癌、胃癌、乳腺癌、恶性淋巴瘤等肿瘤。同时，它所含有的纤维素不易被消化，能增加粪便体积，促进肠内某些致癌物的排泄，有助人体防癌保健。

另外，海藻中含有丰富的褐藻多糖，这是一种很强的抗癌物质，它主要来自于藻类表面存在的黏液成分。日本的一项研究发现，30名健康的受试者每天食用80毫克的褐藻多糖，8周后自然杀伤细胞（NK cell）、免疫球蛋白IgA的含量比食用前都显著升高，而这正是能够对抗癌细胞的免疫细胞。所以，褐藻多糖可通过提高免疫细胞的生长和繁殖，改善免疫系统，调节免疫力，帮助胃癌患者更好的康复。

除此之外，相关实验研究也证实，褐藻多糖还具有诱导癌细胞自然死亡的作用。并且它还能够阻止幽门螺杆菌在胃黏膜上附着，保护胃黏膜，防止胃黏膜损伤，进而降低胃癌的发病率。

在食用方法上，海藻制作成菜肴，不仅味道鲜美，而且营养丰富。海藻和动物性食物，以及豆类食物搭配食用，既去油腻，又可提高蛋白质的生物利用率。如海带炖肉、黄豆海带汤、紫菜蒸鱼等。

不过需要指出的是，沿海地区，如浙江、江苏、上海、福建一带，因居民食用海产品较多，加之食用碘盐，使得这些地区的人群饮食中不仅不缺乏碘，甚至有碘过量趋势。因此，对诸如沿海等富碘的地区，需要适当的控制藻类摄入量，以免出现甲状腺功能异常。平时在烹饪时，可以多与富含β-胡萝卜素的黄绿色蔬菜、富含维生素C的食物、富含维生素B的食物一起食用，效果更佳。

胃癌的三因施膳

中医学一直强调因人、因时、因地制宜的三因制宜的治疗原则，即在总原则确定的前提下，具体问题具体分析，分别对待。这一原则也被运用到指导人们的日常饮食中。对于胃癌患者的饮食调理，何裕民教授善于运用这一权变之法，强调三因施膳，即因人、因时、因地制宜，采用针对性的饮食方法。临床上，何裕民教授常常根据患者的性别、年龄、营养状况、体质差异、季节和地域特点等，运用不同的饮食调理方法，收效甚好。

由于疾病的发生、发展与转归，受多方面因素的影响，如时令气候、地理环境等，尤其是患者个体的体质因素，对胃癌的预后影响很大。因此，在胃癌的饮食调理时，需要针对不同人群、不同地区、不同节气时令等，区别对待，以制定出适宜的饮食调理方法。因时、因地、因人制宜的饮食调养法则，充分体现了中医食养的整体观和辨证论治在实际应用上的原则性和灵活性。只有全面地看问题，才能取得较好的疗效。

因时制宜调饮食

四时气候的变化，对人体的生理功能、病理变化均产生一定的影响。根据不同季节气候特点采取适合的饮食调理方法，即为"因时制宜"。春夏季节，气候由温渐热、阳气升发，人体腠理开泄，即使外感风寒，也不宜过多食用辛温发散食物，以免开泄太过，耗伤气阴；而秋冬季节，气候由凉变寒，阴盛阳衰，人体腠理致密，阳气内敛，此时若非大热之证，当慎用寒凉食物，以防伤阳。《素问》指出："用寒远寒，用凉远凉，用温远温，用热远热，食宜同法。"正是这个道理。

春季：疏肝健脾和胃，多食甘，以防木乘土

春三月，包括立春、雨水、惊蛰、春分、清明、谷雨六个节气。春为四时之首，万象更新之始，《素问·四气调神大论》指出："春三月，此谓发陈。天地俱生，万物以荣。"春归大地，阳气升发，冰雪消融，蛰虫苏醒，自然界生机勃发，一派欣欣向荣的景象。

所以，春季饮食调养需顺应春天阳气升发，万物始生的特点，注意保护阳气，饮食上着重体现"疏肝、健脾"的特点。

饮食建议

春季阳气初生，为扶助阳气，宜食辛甘发散之品，如葱、香菜、生姜等。

酸味入肝，且具收敛之性，不利于阳气生发和肝气疏泄；且肝木旺易伤脾土，影响脾胃的消化功能，出现胃口不好、大

便异常等症状，故《摄生消息论》指出："当春之时，食味宜减酸增甘，以养脾气。"因此，胃癌患者春季要少食酸收之味，如柠檬、山楂、乌梅等；多食甘味、温补和健脾胃的食物，如莲子、茯苓、芡实、玉米、土豆、红薯等。

春时木旺，与肝相应，然肝木太过则克伐脾土，故《金匮要略》有"春不食肝"之说。

何裕民教授常建议，胃癌患者春季最好多吃些疏肝、调肝的食物，如菊花、玫瑰花、青皮、枸杞子等。

除了饮食调整外，"木旺于春"，春季肝火旺盛，情绪容易急躁，肝气条达则可抒发心中的郁气，气血运行通畅。因此，胃癌患者春季要注意保持情绪舒畅，以疏肝调肝。

- **食疗推荐方**

  - ◆ 山药粥

    食材：粳米或小米 100 克，山药 50 克。

    做法：粳米或小米淘洗干净，加水用武火烧开后，倒入洗净的山药，继续用文火熬煮 40～50 分钟即成。

    功效：本方可补气益津、养胃生肌，适合于气血不足出现气短、乏力、食欲不振的胃癌患者。

  - ◆ 养胃佛手粥

    食材：佛手柑 10～15 克，粳米 50～100 克，冰糖适量。

    做法：将佛手柑煎汤去渣，再加入粳米、冰糖同煮为粥。

    功效：本方可理气健胃，适合于肝郁、胃胀的胃癌患者。

  - ◆ 虫草花百合鸭肉烫

    食材：虫草花（北虫草）10 克，百合 25 克，鸭肉 100 克。

做法：先将鸭肉炖 30 分钟，然后加入虫草花、百合再炖 20 分钟，调味后饮汤并食虫草和鸭肉。

功效：本方可健脾养胃、润肺补肾，适合于脾胃虚弱、肺肾不足、元气亏虚的胃癌患者。

夏季：健脾祛湿，不贪凉

夏三月包括立夏、小满、芒种、夏至、小暑、大暑六个节气。夏季烈日炎炎，雨水充沛，万物竞长，日新月异，阳极阴生，万物成实。正如《素问·四气调神大论篇》云："夏三月，此谓蕃秀；天地气交，万物华实。"人在天地气交之中，故也应之。

所以，夏季饮食调养要顺应夏季阳盛于外的特点，注意养护阳气，饮食上着重体现"健脾祛湿、忌贪凉"的特点。

饮食建议

《素问·藏气法时论篇》指出："心苦缓，急食酸以收之。"夏季出汗多，盐分损失也多。因此，夏季宜多食酸味以固表，可多食夏季当令的水果，如葡萄、桃子、猕猴桃、枇杷、芒果、青梅、山楂、柑橘、橙子等。但注意不要空腹食用水果，空腹时吃酸性水果，容易造成体内胃酸增多，造成反胃、反酸，久而久之，会导致胃黏膜因胃酸过多而受损，对胃癌患者治疗和康复不利。

夏季暑热盛，湿度大，人体易感到胸闷、乏力、食欲不振、身体困重等不适。建议胃癌患者多食茯苓、茄子、薏苡仁、金银花、赤小豆等食物，以清暑、祛湿、健脾。

中医学阴阳学说认为，夏月伏阴在内，饮食不可过寒，如

《颐身集》指出："夏季心旺肾衰，虽大热不宜吃冷淘冰雪、蜜水、凉粉、冷粥。饱腹受寒，必起霍乱。"

临床上就碰到这样一位因常年饮食不慎导致胃癌的例子。

小罗是一个活力四射的年轻小伙子，平时很爱打球等运动，也特别喜欢和亲朋好友三五成群一起撸串、喝啤酒和冰可乐、吃冰激凌，尤其是在夏季运动完一身汗之后马上喝一瓶冰可乐，非常舒爽。他维持着这样的生活习惯日复一日，年复一年。某年11月初的一天，他还是像往常一样打完球出了一身汗，非常口渴，马上喝了一瓶冰可乐，结果当天晚上犯了急性肠胃炎入院，再一检查发现胃有一个占位病变，活检确诊胃癌，不得不行手术切除、化疗、中医药治疗等后续治疗。

类似小罗这样饮食不当的情况，在我们周围非常多，不得不慎重！

夏季温度高，人们经常会有一种想喝瓶冷饮爽一爽的欲望，虽然是一时爽，但因为冷饮的温度较低，对胃肠道黏膜的刺激特别强烈，会引起胃肠道黏膜收缩，导致呕吐、腹泻等，尤其是胃癌做过手术、放化疗的患者，本来胃肠功能就很弱，冷饮的刺激会进一步破坏胃肠功能，导致消化吸收能力下降。此外，冷饮还会破坏胃肠道的正常菌群，导致菌群失衡，引起消化道不适。因此，夏季炎热，可适当食用西瓜、绿豆汤、乌梅小豆汤等解渴消暑之品，但不宜冰镇和过凉。

对于脾胃虚寒的胃癌患者，可以适当吃点温性的食物，如生姜、高良姜等。有些地方有大暑节气吃羊肉的习俗，这与顺应夏季阳气生发的特点相应，通过吃温热性食物，补养阳气，治疗寒性病证。

夏季温度高，胃肠消化酶的活性相对较低，这时很多胃癌患者会出现明显的食欲下降现象。何裕民教授往往推荐患者多食用一些清淡的食物，尽量多吃绿叶蔬菜、各种豆制品（胃酸过多或者尿酸高、肌酐高的患者少吃）、瓜果类等，以帮助消化、减轻胃肠的负担。

食疗推荐方

◆ 薏米山药粥

食材：粳米 150 克，薏苡仁（即薏米）80 克，山药 50 克。

做法：先将薏米清洗，武火煮开再文火煮 30 分钟后加入粳米、山药（去皮、切小块），继续煮至米熟汤稠即可。

功效：夏季湿气偏重，本方具有健脾渗湿的作用，适合于夏季大便黏腻、大便不尽的胃癌患者。

◆ 术米汤

食材：白术 30 克，米汤适量。

做法：将白术置于米汤中浸泡 1 晚，煎取汁液饮用。

功效：本方具有健脾渗湿、益气养阴的作用，适合于放化疗后见胃脘不适、恶心呕吐的胃癌患者。

◆ 乌梅茶饮

食材：乌梅 20 克，山楂 20 克，白豆蔻 3 克，生甘草 3 克，冰糖适量。

做法：先将乌梅、山楂、白豆蔻、生甘草用清水泡 20 分钟，然后武火煮沸后改文火煮30分钟，去渣，加入适量冰糖，放凉后饮用即可。

功效：本方具有清热祛暑、化湿和胃的作用，适合于夏季出现胃脘不适、胃部灼热的胃癌患者。脾胃虚寒、感冒发热、肠炎者不宜饮用。

秋季：滋阴润燥，益气健胃

秋季是万物成熟收获的季节，包括立秋、处暑、白露、秋分、寒露、霜降六个节气。秋季气候由热转寒，阳气渐收，阴气渐长，气候干燥。

因此，秋季饮食调养，应以养收、润燥为原则，饮食上着重体现"滋阴、润燥、健胃"的特点。

● 饮食建议

秋天比较干燥，经过放化疗的胃癌患者，口干舌燥、进食困难等问题在秋天会更加严重。这些患者秋季食疗要多选择养阴润燥、益气生津的食物。

如胃癌患者放疗后多伤阴耗津，出现头晕、烦躁、失眠、口苦、口干、舌红苔黄或光剥，脉细数等症状，选食荸荠、柠檬、银耳等清肺养胃、滋润生津的食物。

秋季是养肺润肺的季节，中医学认为，脾土生肺金，胃癌患者化疗期间胃肠反应比较严重，消化吸收功能受影响，常常出现食欲不振、大便溏薄、舌淡苔白、脉虚细等症状，会进一步影响胃的功能。这时可适当多吃薏苡仁、山药、黄芪、党参、扁豆等健脾益气、养胃的食物。

食疗推荐方

◆ **瘦肉蘑菇汤**

食材：鲜蘑菇 50 克，瘦猪肉 100 克，花生油、食盐各适量。

做法：将蘑菇、猪肉洗净，切片，放入砂锅中，加入清水适量煮汤，待汤浓、肉熟后，加入花生油、食盐调味即可。

功效：本品汤浓肉香，有健脾益肾、护胃养胃的功效。可常食。

◆ **花生小米粥**

食材：小米 50 克，花生仁 50 克，红小豆 30 克，桂花糖、冰糖各适量。

做法：将花生仁、红小豆放入清水中浸泡 4 小时，然后淘洗干净，待用；锅中注入适量清水，加入花生仁、红小豆煮沸后，改用文火煮 30 分钟；放入小米，煮至米烂，花生仁、红小豆酥软，再加入冰糖、桂花糖即可。

功效：小米味甘咸，有清热解渴、健胃除湿、和胃安眠等功效，适合于内热及脾胃虚弱者。可根据个人口味添加大枣、红薯、莲子、百合等，熬成风味各异的营养粥。

◆ **党参鳙鱼汤**

食材：新鲜鳙鱼 1500 克，党参 30 克，料酒、食盐、大葱、生姜、草果、陈皮、桂皮、植物油、鸡汤各适量。

做法：将党参、草果、陈皮、桂皮、生姜用清水洗净，然后再装入纱布袋中；鳙鱼去除内脏洗净；锅里加适量的植物油，将鱼稍微煎一下，再加适量的鸡汤，然后放入纱布包、大葱、料酒和食盐，煮熟即可。可佐餐食用。

功效：本款党参鳙鱼汤可以起到扶脾养胃、补中益气的作用，有助调理肠胃功能。

◆ **桂枣山药汤**

食材：大枣 12 枚，山药 300 克，桂圆肉两大匙，砂糖 1/2 杯。

做法：大枣泡软，山药去皮、切丁后，一同放入清水中烧开，煮至熟软，放入桂圆肉及砂糖调味。待桂圆肉煮至散开，即可食用。

功效：山药具有补脾和胃之功；桂圆、大枣有益气血、健脾胃的作用。本款膳食对于胃癌见气血亏虚、面色白、贫血者尤为适宜。

◆ **胡椒炖猪肚**

食材：猪肚 1 个，胡椒 100 克。

做法：猪肚洗净，把胡椒放入猪肚中，用线将猪肚缝起来，将猪肚放入砂锅中，加适量的水煮熟。煮好之后，剪开缝线，取出猪肚中的胡椒，将猪肚切成条状，调味后食用猪肚，喝汤。

功效：本方可调养肠胃，适合因脾胃虚弱导致的消化不良、食欲不振的胃癌患者可常食。

◆ **白萝卜泡菜**

食材：白萝卜半根，生姜 5 片，紫苏梅 10 粒，荸荠 5 个，菠萝醋、百香果汁、粗盐各适量。

做法：白萝卜去皮刨丝，生姜刨丝，荸荠削皮切片。将白萝卜丝、生姜丝和荸荠片放入盘中，加入菠萝醋、百香果汁、粗盐或者紫苏梅调味拌匀即可。

功效：本品可开胃、助消化，适合于胃癌见胃口不好、食欲不振的患者。

冬季：主纳藏，适度进补

冬三月包括立冬、小雪、大雪、冬至、小寒、大寒六个节气，是一年中气候最寒冷的季节。严寒凝野，朔风凛冽，阳气潜藏，阴气盛极，草木凋零，蛰虫伏藏，人们常用"冬眠"状态养精蓄锐，为来春生机勃发做好准备。

因此，冬季饮食调养之道，着重体现"纳藏、补肾、祛寒"的特点。

● 饮食建议

中医学认为，胃肠道对寒冷的刺激非常敏感。冬季，人体受到冷空气刺激，胃肠道发生痉挛性收缩，抵抗力和适应性随之下降。另外，由于天气寒冷，人们食欲旺盛，增加了胃和十二指肠的负担。因此，冬季要特别注意养胃护胃。

肾是人体生命的原动力，是人体的"先天之本"。中医学认为，肾水与冬季相应，冬季是补肾的大好时节，饮食上要多吃些补肾的食物，如黑豆、核桃、栗子、枸杞子、芝麻等。

对于脾胃虚寒的胃癌患者，可以多食用些块茎和根茎类蔬菜，如芋头、藕、薯类等，这些食物富含淀粉，既可以增加能量，又可以健脾胃、补肾。

冬季气候寒冷，忌食黏硬、生冷的食物，以免损伤脾胃。

● 食疗推荐方

◆ 良姜粥

食材：高良姜 15 克，粳米 100 克。

做法：将高良姜置锅内，加入清水 1000 毫升，用中火煎至 500 毫升，去高良姜渣，再放入洗净的粳米，用文火煮成糜粥，温热服食。

功效：本粥能温胃行气、散寒止痛，适合于脾胃虚寒或感受风寒引起的胃痛患者。本粥不宜冷服。

◆ 胡椒酿大枣

食材：大枣 5 枚，胡椒 10 粒。

做法：先将大枣洗净去核，胡椒略捶裂开。然后在每个已去核的大枣内放入胡椒 2 粒，待煮饭时，置于饭面上蒸熟食用。

功效：本方可温中补脾、暖胃止痛，适合于胃癌见腹部冷痛者。

◆ 姜汁猪肉饭

食材：瘦猪肉 75 克，粳米 120 克，姜汁、糖、盐、食用油、酒各适量。

做法：先将瘦猪肉洗净剁成肉糜，加入姜汁及酒、盐、糖、食用油腌一下。然后，再将粳米洗净煮饭，水分将干时，放入腌好的猪肉糜，文火焖焗米熟即可。

功效：本方可滋补温中、散寒醒胃，适合于脾胃虚寒、中气不足的胃癌患者。

◆ 老姜茶

食材：红茶 6 克，老生姜 10 克，蜂蜜适量。

做法：将红茶与老生姜加清水煎茶，待温时，调入蜂蜜饮用。

功效：本方可温中散寒、健胃消食，适用于寒邪所致的胃癌胃痛者。湿热型胃痛者不宜用。

因地制宜调饮食

根据不同地区的地理特点采取适宜的饮食调养原则，即为"因地制宜"。不同地区，由于地势高低、气候条件及生活习惯各异，人们的生理活动和病理特点也不尽相同，所以，饮食调养应根据当地环境及生活习惯而有所变化。

舌尖上的胃癌地图

胃癌是与"吃"息息相关的肿瘤，而且与不同地域有明显的关系。

有数据显示，我国辽东半岛、山东半岛、长江三角洲、太行山脉和河西走廊等地是胃癌高发区；而辽宁、福建、甘肃、山东、江苏等地是胃癌高发的省份。为什么这些地区胃癌发病率较高？科研人员经过实地考察研究发现，与当地的不良饮食习惯有一定的关系。

如调查发现，辽宁某地区的居民爱吃自腌的咸猪肉，每到冬季，家家户户要腌制一大缸咸猪肉，炖菜、炒菜都要放一点儿，一吃就是一年。而这恰恰是胃癌高发的主要原因。

福建有些地区的居民有食用虾油、腌咸鱼、鱼露的习惯，而这些腌制食物富含亚硝酸盐，会增加胃癌的发病风险；鱼露含有大量盐分，会造成胃黏膜损伤，为亚硝酸盐等的致癌作用提供了"便利条件"。"中国式咸鱼"更是已被世界卫生组织认定为1类致癌物。

而山东有些地区流行食用酸煎饼（原料为经过发酵的谷物）。经调查发现，经常食用酸煎饼患胃癌的危险性比不食用或偶尔食用者要高。

调查发现，青海有些地区居民喜食羊肉、烧烤、喝浓茯茶（是一种特殊的饮品，用茶叶的茎和叶经踩踏发酵而成，饮用前加盐煮沸）等，而这些地区的胃癌发病率和死亡率长期位居国内前列。

胃癌高发地的共同点

由此可见，我国胃癌高发区的饮食几乎都有其"地方特色"，但同时也有一些共同特点。

如这些地区往往都表现为口味重，而高浓度的盐可刺激胃黏膜，导致胃壁细胞脱落，破坏胃黏膜屏障，增加慢性胃炎、消化性溃疡的发生概率；同时还会增加基因突变的可能性，从而促进胃癌的发生。

其次，这些地区都比较喜欢吃腌制食物。腌制肉类、鱼类及蔬菜等亚硝酸盐含量较高，尽管亚硝酸盐不会直接导致胃癌，但却可以在酸性条件下与胺类或酰胺发生反应，生成亚硝胺和亚硝酰胺，后者是真正导致胃癌的致癌物质。

另外，有些人体内存在幽门螺杆菌感染，当它与腌制食物中的硝酸盐类物质同时存在时，硝酸盐也易转化为亚硝酸盐，同样可以导致胃癌发生。还有就是我国一些欠发达地区，冰箱尚未普及，新鲜水果、蔬菜的摄入不足；许多居民还有食用隔夜饭菜的习惯，过夜饭菜中富含亚硝酸盐，可进一步导致胃癌的发病风险升高。

因此，如果你生活在这些地区，需要"换一换口味"了。

除此之外，根据各地地理环境的差异，平时饮食上也要做相应调整。如西北、东北地势高，气候寒冷，阳热之气不足，宜多选用温热的食物，如生姜、高良姜、大枣、大蒜、鸡肉、牛肉等，以温壮阳气，增加抗寒能力；而东南、西南气候较温热潮湿，易于湿困脾虚，阻滞人体经络，引起肢体沉重、困倦等，宜多选用清凉淡利、祛湿的食物，如薏苡仁、荸荠、冬瓜、丝瓜、赤小豆等。

因人制宜调饮食

所谓因人制宜，就是根据人们的年龄、性别、体质、生活习惯等不同特点，采取相应的饮食调养原则。

如人的年龄不同，生理状况和气血盈亏不同，饮食应有所区别。男女性别不同，各有其生理特点，饮食调养也应加以考虑。体质有强弱与寒热之偏，饮食也应有所差别。如阳盛或阴虚之体，慎用温热的食物；阳虚或阴盛之体，则需慎用寒凉伤阳的食物。

建议胃癌患者平时可以多吃些洋葱。有研究发现，经常吃洋葱的人，胃中亚硝酸盐的含量较低，胃癌发病率比那些少吃或不吃洋葱的人要低，而且患胃癌的概率也低。此外，洋葱中含有一种叫作栎皮素的物质，这是一种非常好的抗癌物质。

香菇、草菇、蘑菇、猴头菌、黑木耳、银耳等，味道鲜美，含有丰富的蛋白质、碳水化合物及钙、磷、铁等营养成分，不仅营养价值高，而且几乎所有的菌菇类都具有提高免疫力的作用。各类食用菌中含有丰富的酶及多糖等活性物质，参与人体多种代谢反应，并可提高巨噬细胞的吞噬能力及淋巴细胞、抗体、补体的水平，诱发干扰素的产生，发挥防癌抗癌的作用。

至于大蒜的抗癌作用，早就被国内外学者所关注。韩国进行的一项流行病学调查发现，摄食大蒜可以降低胃癌的发生风险。国内研究也发现，山东、甘肃等省市多个葱蒜之乡，其市民的胃癌发病率在全国范围内均属于偏低的水平。研究证明，大剂量的大蒜在胃内可抑制硝酸盐还原菌，减少亚硝酸盐的生成，阻断致癌物质亚硝胺的合成，有预防胃癌的作用。此外，大蒜头可激活人体巨噬细胞，增强人体免疫功能，进而阻止癌细胞的扩散，延缓癌症发展。

老年患者：改善症状，增加营养

老年胃癌患者由于体质较弱，因此饮食上要尽量多吃些增强免疫力、抗胃癌作用的食物，如山药、扁豆、菱、金针菜、香菇、蘑菇、猴头菌、葵花籽、猕猴桃、无花果、鸽蛋等。

老年胃癌患者容易出现便秘的现象，可多吃些润肠通便的食物，如核桃、花生、香蕉等。

老年胃癌患者便血时，饮食上就要多吃些补血止血的食物，如淡菜、马兰头、金针菜、荠菜、乌梅、木耳、芝麻、柿饼、大枣等。

老年人往往进食较年轻人少，患胃癌后，饮食常常摄入更少，容易出现营养不良，对癌症康复不利。因此，对于胃癌的老年患者，饮食上要多吃一些富含蛋白质的食物，以防治恶病质，如乌骨鸡、鸽子、鹌鹑、猪肉、蛋、鸭、豆腐、鲢鱼、刀鱼、青鱼、黄鱼、鲫鱼等。

年轻患者：调整身心，规律饮食

饮食和肠胃健康有直接关系，大部分年轻人由于工作原因，常常吃饭不规律，工作忙时没时间吃饭，不忙的时候又暴饮暴食，这些饮食习惯会增加肠胃负担，影响消化。大规模的流行病学调查发现，不良饮食习惯，如吃饭过快、三餐进食不规律、喜烫食硬食、暴饮暴食等，均可成为胃癌发生的诱因。有调查显示，经常三餐不定时者发生胃癌的危险性是正常人群的 1.3 倍，喜食烫食者的为 4.2 倍。

再加上很多年轻人喜欢重口味的食物，如麻辣烫、烧烤、煎炸、腌制食物等，这些美味在让人享受的同时，长期食用，也给健康带来了很大的影响。

我们曾接诊过一名年轻的胃癌患者，姓王，就诊时才仅仅 29 岁，早年来南方某大城市打拼，目前已做到大企业的财务高管，但就是工作压力很大，生活节奏很快，三餐不定时，而且快餐吃得很多。几年前开始就有隐隐的胃痛，但都没有当回事，买了点胃药吃吃就缓解了。直到来就诊前实在是痛得不行了，一检查竟然是胃癌晚期。她这么年轻患了胃癌，又没有家族史。而我们分析了很多病例，发现国内一线大城市白领的胃病乃至胃癌的发病率非常高。这和大城市的生活环境有很大关系。

年轻人工作和生活压力大，长期在这样的环境下精神总是处于紧张的状态，再加上作息不规律，身体素质也逐渐降低，这也是诱发胃癌的原因之一。当今社会在快速进步，我们每个人都生活在压力当中，我们要学会自我减压。

正如前文所述，如今胃癌呈现年轻化的趋势，很多年轻患者起初只是被诊断为胃炎、胃溃疡等疾病，由于平时饮食习惯和生活方式不健康，加上不及时医治，任凭疾病发展，胃病加重，最终转变为胃癌。而年轻人患胃癌后，胃酸仍然可以正常分泌，肠胃蠕动功能也没有很大的影响，因此，胃癌的症状出现比较晚，很容易给人造成错误诊断，因而常常会错过最佳的治疗机会。

对于年轻患者，平时饮食上可多吃下列食物：

（1）多吃含镁的食物。镁元素能够起到抑制神经应激性的作用，当人体缺镁的时候，很容易导致人体出现郁郁寡欢的情绪。所以，在平时心情郁闷的时候可多吃杂粮和粗粮等富含镁的食物，如荞麦、玉米、燕麦、糙米等。

（2）补充氨基酸。大脑需利用氨基酸来生成神经递质，如果人体缺乏氨基酸，神经递质的合成受影响，人体大脑的信号传导就会受限，思维就无法正常进行。所以适当地补充富含氨基酸的食物，能够缓解压力，保持大脑正常功能，如大豆、全谷类、鱼类、蛋类等。

（3）补充B族维生素。B族维生素对改善压抑的情绪有很大的帮助，还有助于人体内的氨基酸代谢，所以平时可多吃新鲜的蔬菜和水果、豆类及各种奶制品。

总之，年轻人要养成良好的饮食习惯，合理调配日常膳食，饮食规律，对防治胃癌有积极的作用。

女性患者：别较真，饮食别过于严苛

如今，很多女性在家庭和事业中都充当着"好女人"的角色，往往个性比较认真，甚至较真，非常严谨和谨慎，胃癌患者中这种女性也不少。

何裕民教授在临床中发现这样一个现象，城市女性胃癌患者主要集中在这三类人：一是财务和与数据打交道的人，像统计、审计、人事管理；二是中小学老师；三是办公室的中低层管理人员。这三类人工作上很认真，长期的工作环境塑造了她们一种较真的个性，什么都想做得最好，什么都不想放弃，始终生活在压力之中。这些人胃癌、乳腺癌、卵巢癌和肺癌的发病率很高。

而在吃的方面，这类女性往往表现为对食物的选择也是小心翼翼，甚至只要是报道说对身体恢复有一丁点儿不利的食物，都会避而远之。

其实，这种饮食认知是错误的。因为没有一种食物可以满足人体对所有营养素的需求，如维生素 B_{12} 主要存在于动物性食物中，而蔬菜水果中含量很少。如果对于食物种类过于严苛，过度限制动物性食物，久而久之会造成身体免疫功能降低，最终可能会导致胃癌的复发转移。

因此，只要不是医生特别提出的饮食禁忌，正常情况下建议女性患者不宜对饮食限制太多。

建议患者荤素合理搭配，做到每餐有肉有菜。肉类食物建议以白肉为主，首选鱼肉。肉类做法以自己平时较喜欢的口味为主，如果平时爱吃烤肉的，建议改变做法，改成煮、炖、炒的形式。多吃大豆、坚果等不饱和脂肪酸含量高的食物，每天约半小碗豆干丁，或者 2 杯豆浆（1 杯约 200 毫升）；每天食用核桃 2～3 个。

男性患者：杜绝烟酒

男性吸烟饮酒的不良习惯与胃癌的发病有很大的关系，加上不少男性好食肉类食物，应酬多，口味过重；而且男性性格上大多比较压抑自我，过多隐忍，不善于沟通和交流，造成男性胃癌的发病率一直高于女性。

何裕民教授一直强调，对于胃癌患者，应酬多，吃得过饱、太好，易引起消化障碍甚或梗阻。长期抽烟喝酒，酒精进入体内，对肠胃刺激特别大，久而久之引起胃部慢性炎症，胃黏膜重度增生，甚至导致胃癌。烟草中含有较多的致癌物质，对胃癌有着"催化剂"的作用。

有朋友曾很惋惜地和笔者聊起了一位已故患者。那是一名胃癌患者，身家千万。他坚持吃何裕民教授开出的中药，积极锻炼，康复得不错，以前每餐只能吃半碗饭，后来能吃一碗饭。感觉好了以后，他的工作也渐渐多起来了，饭局也多了，还经常参加朋友聚会。有一次朋友过生日，被邀请去聚一聚，兴奋之余，他也就忘乎所以了，酒肉也不禁了，餐后不久便出现消化道梗阻，病情突然恶化，没几天就撒手人寰了。

有研究表明：随着膳食营养素中蛋白质、脂肪和胆固醇比重的升高，患胃癌的可能性也相应上升。曾有一项研究就荤素饮食与癌症关系进行了回顾性流行病学调查，涉及两类特殊人群，年限长达 20 年，荤食组每人每天脂肪提供的热量超过总热量的 35.45%，而素食组少于 20%。结果发现：荤食组癌症发病率比素食组高 13.2 倍，荤食组肺癌、胃癌、肝癌、肠癌占癌症总例数的 72.73%。

建议男性胃癌患者要尽可能地戒烟戒酒，争取做到滴酒不沾。当然对于那些性格大大咧咧的、豪言豪语的"粗人"，让他们一点儿酒也不喝很难办到。可以建议这类患者在病情稳定的前提下，少量饮酒，但前提是量必须要控制好，最好每天不超过 50 克。

慢性胃炎、胃溃疡、肠化生等癌前病变患者：护胃为第一要旨

"十人九胃"，指的是 10 个人当中 9 个人有胃病。萎缩性胃炎、胃溃疡、胃息肉和肠化生等某些慢性胃病，目前已被公认为癌前病变。胃癌前病变（PLGC）是一个病理学概念，是指胃黏膜中出现肠上皮化生（IM）和异型增生（DYS），主要伴存于慢性萎缩性胃炎（CAG），是从正常胃黏膜向胃癌转化过程中的一个重要阶段。即：正常胃黏膜→浅表性胃炎→萎缩性胃炎→小肠型肠上皮化生→大肠型肠上皮化生→异型增生（中重度）→胃癌（肠型）。

临床上常把伴肠上皮化生、异型增生称之为慢性萎缩性胃炎癌前病变（简称胃癌前病变）。伴中度以上的异型增生和不完全大肠型化生则称之为真正的胃癌前病变。

而慢性萎缩性胃炎 5～10 年癌变率为 3%～5%，10 年以

上为 10%；轻度异型增生 10 年癌变率为 2.5%～11%；中度异型增生 10 年癌变率为 4%～35%；重度异型增生 10 年癌变率为 10%～83%。就是说胃癌前病变可能发展为胃癌，但不是所有的胃癌前病变都会变为胃癌。

慢性胃炎的饮食建议

慢性胃炎是胃黏膜的慢性炎性反应，多数慢性胃炎患者可无明显临床症状，有症状者主要表现为非特异性消化不良，如上腹部不适、饱胀、疼痛、食欲不振、嗳气、反酸等，部分还可有健忘、焦虑、抑郁等精神心理症状。

建议这类患者多吃一些清淡温和、柔软、易于消化的食物，避免各种刺激性食物，如酒精、烟草、花椒、辣椒等。不吃过酸、过甜、过咸、过苦、过辛的食物，以最大限度减少对胃黏膜的刺激，防止病情加重。烹调宜用蒸、煮、炖、烩等方式，少吃坚硬、粗糙的食物。进食速度要慢，使食物在口腔中充分咀嚼，慢慢吞咽。还要注意四季饮食温度的调节，脾胃虚寒者尤应禁食生冷食物。

每天三餐或加餐，均应定时定量，间隔时间要合理。

日常食谱除忌食的食物之外，宜宽不宜窄，食物的种类尽可能吃得杂些，荤素搭配，稀稠结合，不要偏食，以保证各种营养素的摄入，满足机体需要。适当多吃富含蛋白质、维生素丰富的食物，如家禽、乳类、鱼虾、肉类、豆制品、绿叶蔬菜及水果，以增加蛋白质及维生素的摄入，这样既可增强机体的免疫力，又有利于胃黏膜病变的修复。

胃液的酸碱一旦失衡，会对胃造成不同程度的伤害，造成消化不良等一些胃肠反应。因此，当胃酸过多时，可用牛奶、豆浆或带碱的馒头干中和胃酸。

● 胃溃疡的饮食建议

胃溃疡患者要尽量选择易消化、少渣的食物，如粥、面条、鸡蛋、瘦肉等，并且食物尽量做得软一点；避免一些刺激性的食物，如浓茶、咖啡、烟、酒等。另外，如果患者出现出血或者胃穿孔、梗阻等并发症，要禁食，待病情好转后，在医生指导下再给予流质和半流质等食物。

● 胃息肉伴有肠化生的饮食建议

对于患者萎缩性胃炎伴有肠化生的人群，饮食上宜以清淡为主，可以多喝些面汤、小米粥等，以养胃护胃。同时生活上要规律作息，不熬夜，适当运动，以增强机体抵抗力。

幽门螺杆菌感染的患者：抗菌、抑癌

幽门螺杆菌感染与慢性萎缩性胃炎伴肠上皮化生密切相关。幽门螺杆菌是一种需氧革兰氏阴性杆菌，主要通过定植在胃黏膜上起致病作用。

有调查显示，全世界 40%～50% 的人群感染幽门螺杆菌，而相对于发达国家，发展中国家的幽门螺杆菌感染率更高。长期幽门螺杆菌感染可使胃黏膜肠上皮化生的发生风险更高。

有研究认为，幽门螺杆菌的感染程度与胃癌的浸润深度、分期呈正相关，非贲门部幽门螺杆菌感染所占比例要高于贲门处幽门螺杆菌感染，癌组织的幽门螺杆菌感染程度要高于癌周围组织。对于胃癌患者来说，幽门螺杆菌感染程度可能成为评估预后的一项指标。

建议患者可以多吃些猴头菇，猴头菇是养胃护胃比较常见的食材，其所含的活性成分对幽门螺杆菌具有抑制作用，用猴头菇来煲汤最为合适。

大蒜作为最古老的人工栽培植物之一，其杀菌抗感染与强壮身体的功效早被人们所知。大蒜本身具有杀菌的作用，感染幽门螺杆菌之后，适当吃点大蒜，能帮助杀灭幽门螺杆菌，防止胃癌发生。

西蓝花是很多人都喜欢吃的蔬菜，西蓝花含有异硫氰酸酯，能够有效对抗幽门螺杆菌。研究表明，西蓝花不但能给人补充一定量的硒和维生素 C，同时也含有丰富的胡萝卜素，起到阻止癌前病变细胞形成的作用，抑制癌肿生长。

卷心菜中含有丰富的吲哚类化合物。实验证明，"吲哚"具有防癌抗癌作用，可以避免人类罹患癌症。卷心菜中含有丰富的萝卜硫素，这种物质能刺激人体细胞产生对身体有益的酶，对抗外来致癌物的侵蚀。

胃大部切除或全切术后的患者：三分治七分养

胃癌手术后，胃部受到创伤，恢复是一个长期的过程，在饮食上更要格外小心。此时患者胃部承受能力比正常人低很多，平时要养成好的饮食习惯，少吃多餐不仅能减轻肠胃的消化压力，还能促进营养的吸收。

首先，要注意少油进食，不吃过于油腻的食物。术后尽量不要吃太甜、太咸的食物。其次，禁烟酒、辣椒、火锅等刺激性食物。牛奶、碳酸饮料会引起胃肠胀气，也不适合手术后的胃癌患者饮用，甚至会在一定程度上诱发倾倒综合征。

俗话说"三分治七分养"，对于胃癌患者，尤其如此。除了饮食调理外，良好的心态对于患者康复也很重要。患者及家属不要过于恐慌，不要过于纠结在疾病上，多培养一些兴趣爱好，保持心情愉悦；注意休息，不要从事压力和强度过大的工作，这样能更好地促进胃癌治疗后的康复。

六

胃癌不同治疗时期的精准饮食

"精准饮食"是指根据患者的病情和口味喜好等，提出的具有针对性的膳食计划，更有利于患者的康复。

何裕民教授多年来一直提倡给予患者精准营养，他认为患者病情不同，个体差异很大，饮食方案也应有所区别。但目前胃癌患者的饮食建议往往缺乏针对性，要真正让患者受益，则需根据胃癌患者不同治疗时期，如手术期、化疗期、放疗期、靶向治疗期以及康复期等，给予精准、专业、个性化的饮食治疗建议。

在此，笔者根据何裕民教授 40 多年的临床治疗、饮食调理的理论和实践经验，结合自己 20 多年的营养学教学、科研和临床经验，向患者推荐权威、实用、有效、个性化的精准饮食方案，以供读者参考。

肠道菌群与胃癌

随着医学研究手段的进步和学科的不断发展，人们对胃癌有了更多的认识。近几年关于肠道菌群与胃癌发生、发展关系的报道越来越多，肠道菌群健康与否对胃癌患者的治疗和康复有显著的影响，这也是近年来胃癌患者临床干预的一个新方向。

所谓肠道菌群，简单地说就是人体肠道正常的微生物。人体胃肠道中寄居着大量的微生物菌落，而肠道微生态系统是机体最复杂的系统之一。有报道显示，能否维持肠道健康模式下的相对动态平衡是人类能否保持健康的重要因素之一，当机体受到某些因素干扰后，体内肠道菌群的动态平衡被打破，将会导致宿主与菌群之间的微生态系统失调紊乱。

有研究认为，胃肠道菌群可在某种微环境下产生一些特殊类型的毒素，并且通过一些通路来诱导其脱氧核糖核酸（DNA）分子损伤、增强炎症反应，导致肠道菌群紊乱，进一步促进胃癌的发生和发展。而要想保持肠道菌群平衡，其决定因素取决于肠道中的有益菌。也就是说，有益菌少了，有害菌多了，就不利胃肠道健康。

什么是益生菌？2001 年，世界卫生组织和联合国粮农组织对益生菌的定义是：益生菌是活的微生物，当人体摄入充足的益生菌时，对宿主（身体）健康有益处，这说明益生菌对人体是有益的。目前认为，益生菌是定殖在人体内，改变宿主某一部位菌群组成的一类对宿主有益的活性微生物。益生菌可调节宿主肠道微生态平衡、改善肠道菌落紊乱、有效弥合受损的肠黏膜上皮细胞、降低胃肠黏膜的萎缩。有研究发现，益生菌联合肠内营养可以明显缩短胃癌术后肛门首次排气时间，促进胃癌术后患者肠道功能的恢复。

临床上，对于术后无法进食的患者，我们将三联菌活性益生菌与肠内营养制剂搭配，使用一段时间后，患者的肠道恢复能力明显提高，腹胀、腹泻、恶心等术后不良反应显著减少，并且能够更早地接受正常食物。

这里提到了一个名词"三联菌"。何为三联菌或多联菌，简单地说就是添加了不止一种益生菌菌种或菌株的益生菌制剂。如一个产品中添加的动物双歧杆菌、嗜酸乳杆菌、鼠李糖乳杆菌三种菌，则称为三联菌或多联菌。一般来说，配方中不同菌种添加得越多，效果会越好。

对于胃癌化疗患者，我们除了建议患者在化疗期适当采取"轻断食"外，患者从接受化疗当天开始，每天 3 次，每次补充 1 条益生菌制剂，直到化疗结束。根据临床观察发现，患者消化道不适，如腹泻、恶心、呕吐等症状得到了很好的改善，有些患者甚至整个化疗期的不良反应程度都很轻。

从目前临床运用观察和反馈来看，益生菌制剂在缓解胃癌患者消化道不适方面，效果较好。或许维持肠道微生态的健康及正确使用肠道菌群类制剂将成为未来胃癌患者治疗及康复的新营养治疗方法。

营养风险筛查

2018 年 3 月，美国国家癌症研究所发布了癌症患者营养方面的最新数据报告，该报告指出了不同癌症将会遇到的营养问题，并强调了营养对每个癌症患者的重要性。

与其他癌症患者相比，胃癌患者的营养状况往往不尽如人意。而通过营养风险筛查，筛查出那些存在营养不良风险的患者，制订个性化的营养支持方案，通过营养干预，有可能带来临床结局的改善。

表 1 是营养风险筛查 2002（NRS—2002），以供患者参考。

表 1　营养风险筛查 2002（NRS—2002）

A. 营养状态受损评分（取最高分）	
1 分（任一项）	近 3 个月体重下降＞5% 近 1 周内进食量减少＞25%
2 分（任一项）	近 2 个月体重下降＞5% 近 1 周内进食量减少＞25%
3 分（任一项）	近 1 个月体重下降＞5%或近 3 个月下降＞15% 近 1 周内进食减少＞75% 体重指数（BMI）＜18.5 kg/m^2 及一般情况差
B. 疾病严重程度评分（取最高分）	
1 分（任一项）	一般恶性肿瘤、髋部骨折、长期血液透析、糖尿病、慢性疾病（肝硬化、慢性阻塞性肺病）
2 分（任一项）	血液恶性肿瘤、重症肺炎、腹部大型手术、脑卒中
3 分（任一项）	颅脑损伤、骨髓移植、重症监护
C. 年龄评分	
1 分	年龄≥70 岁

注：NRS—2002 评分 = A + B + C。如患者总评分≥3 分，则提示存在营养不良风险，应进行营养评定并制订实施营养支持计划。

引自：杨月欣，葛可佑. 中国营养科学全书：下册. 2 版. 北京：人民卫生出版社，2019.

手术期

手术是胃癌患者主要的治疗方法之一。随着人们对胃癌患者围手术期（手术前、手术中及手术后）营养的关注，现代营养治疗更加强调的是围手术期如何通过合理的饮食、营养补充剂（肠内、肠外）及其他方式，综合性、精准性地预防和纠正患者的营养不良，增强患者对于手术创伤的耐受力，降低术后感染的风险，促进患者术后更好的康复。

手术前需要额外补充营养吗

手术前的营养补充是给予身体能够抵抗手术治疗的最后一次"弹粮"储备，术前充足的营养能够帮助患者降低术后不良反应和缩短术后康复时间。那术前该如何补充营养呢？

• 增加每天蛋白质摄入量

手术治疗使得人体消耗增加，身体对蛋白质的需求增大，故在临床上，患者从术前 7 天开始，即要进入术前"备战"状态，建议饮食上增加蛋白质的摄入量。充足的蛋白质不仅可以在术前纠正患者营养不良，提高对手术的耐受力，还能减少术后感染，促进伤口愈合，提高免疫力。

那每天需要多少蛋白质呢？根据每个患者营养状况和体重的不同，将每天所需蛋白质摄入量最低增加到 1.2 克/千克（正常健康人群为 1 克/千克）。如某患者术前体重为 60 千克，则每天所需摄取的蛋白质为 72 克（60×1.2）。

可以术前每天 1 个鸡蛋，250 克主食，400 克蔬菜，50 克瘦肉，50 克鱼，200 克牛奶，80 克豆腐干，70 克虾（具体食物份量可参照家用电子手提秤称量、带刻度的杯子或容器等），这样可以满足人体一天对蛋白质的需求。

表 2　一些食物蛋白质含量（以每 100 克可食部分计算）

食物名称	蛋白质/克	食物名称	蛋白质/克
粳米（标一）	7.7	木耳（干）	12.1
小麦粉（标准粉）	15.7	苹果（代表值）	0.4

食物名称	蛋白质/克	食物名称	蛋白质/克
玉米（鲜）	4.0	紫葡萄	0.7
荞麦	9.3	花生仁（炒）	23.9
豆腐干（代表值）	14.9	鸡蛋（代表值）	13.1
豆浆	3.0	鸡（代表值）	20.3
茄子（代表值）	1.1	鸭	15.5
冬瓜	0.3	鲫鱼	17.1
番茄	0.9	纯牛奶（代表值，全脂）	3.3
大白菜（代表值）	1.6	对虾	18.6
香菇（干）	20.0	猪肉（瘦）	20.3

植物性食物蛋白质含量数据来源：杨月欣. 中国食物成分表（标准版）. 6 版. 北京：北京大学医学出版社，2018.

动物性食物蛋白质含量数据来源：杨月欣. 中国食物成分表：第 2 册. 6 版. 北京：北京大学医学出版社，2019.

如果患者能够正常摄食且没有任何营养风险，则再好不过。但实际上大部分胃癌患者会伴有不同程度的营养不良，这时患者需要在正常术前饮食的前提下，额外补充高蛋白或免疫营养配方的补充剂。

首选口服营养补充剂

对于膳食摄入减少，营养状况欠佳的胃癌患者，除了进食以外，可以每天口服营养补充剂（ONS）作为加餐，如瑞能、全安素等每次补充 200～300 毫升或每次 1 袋，每天至少 2 次（可以上午、下午各 1 次）。

如果出现腹泻、腹胀等胃肠道反应，可以少量多次服用，循序渐进。如果选择是传统式的液体营养液，那么包装开封后要尽快在 24 小时内饮用完。夏季不隔夜，当天饮用。

手术前要禁食多久，能吃什么

对于消化系统的手术，术前禁食是避免不了的。以往传统措施是要求患者从手术前一天晚上 20 时开始禁饮禁食，但之后发现，这种做法对于患者术后的营养及恢复弊大于利。而且我们发现，对于第二天中午或下午手术的老年胃癌患者，长时间的禁饮禁食会使得他们血糖降低，体力下降，不能很好地耐受手术治疗。

因此，医生有时会根据不同患者的身体情况，对一些手术时间等待较长，如拟手术时间在第二天中午或下午的患者，观察是否在等待期间因长时间未进食而出现头晕、眼花、心慌等低血糖症状，进一步考虑是否在手术前给予静脉输注葡萄糖溶液，以此来缓解症状，让患者能够很好地承受手术的创伤。

通过临床研究发现，这种方法可以减少术前的饥饿、口渴以及情绪上的烦躁，并且有利于避免术后可能出现的胰岛素抵抗或高血糖的发生。

不过需要注意的是，这种方法属于术前禁食阶段的特殊营养支持，所以不建议患者自行补充，术前饮食应遵医生的医嘱进行。

手术当天如何补充营养

刚做完手术的当天，患者处于半昏迷、未完全清醒的状态，这时可通过外来营养（如肠内营养制剂和肠外营养制剂）给身体补充营养，如何补充由医生或医院营养科进行判定，患者无须过多的考虑。

动完手术后，需要等到排气后进食吗

为了避免术后并发症的发生，临床上常常需等到患者排气后（一般为术后 4～8 小时，老年患者可能会久一点）给予进食。即使现代有些观念认为，术后早期无须等到肠道通气即可饮水、进流质，但目前临床上仍然是以术后是否排气作为衡量患者能否经口摄食的重要标准，并且对于切胃手术的患者来说，更会要求即使排气后仍然需视情况禁食 4～5 天。临床上遵医嘱即可。

术后排气后怎么吃

术后排气后，说明肠道功能已初步恢复，当医生告诉患者可以吃点东西时，说明患者可以动"嘴"了。但因是胃切除手术，胃切口还未恢复，胃容量明显减小，胃功能不如以前，所以进食要格外小心。

• 术后第一次进食，先从饮水开始

可用带刻度的水杯或瓶盖饮水，每次饮用温水 20～30 毫升。

• 选用清流质

清流质属流质的一种，一般会采用过箩去渣、无油、无盐等方法，使食物更清淡。当少量饮水尝试 3～4 次后，胃肠没有任何不良反应，则可慢慢过渡到少量清流质饮食。在实际操作中，患者术后一般不会用到清流质的过程，一是烦琐、不宜操作，二是缺乏相应的条件，故常会用饮水或口服营养补充剂

代替。但对于胃癌切除术后的患者，笔者认为这是一个非常重要的过渡环节，非常有必要采用清流质饮食。

但需注意的是，清流质一日的营养成分非常低，仅靠清流质补充术后的营养是完全不够的。对于还未出院的患者，常会与肠内营养或静脉肠外营养一起补充。

常见清流质，如过箩米汤、稀藕粉、稀面汤、过箩去油肉汤、过箩鸡汤、过箩鱼汤、过滤蔬菜汤、过箩果汁、蛋白清水等。每天 3～4 餐，每餐 20～30 毫升，以患者肠道的耐受度为准。如果出现腹胀、腹泻、恶心、呕吐等问题，则需要停止进食。

果汁虽然方便消化，但加工过程中会造成营养素的损失，榨汁过程中破坏了植物细胞壁，使得果汁中的游离糖增加，从而增加血糖反应，血糖高的患者要特别注意。

不宜选择产气类食物，如大豆、牛奶、土豆、红薯、洋葱等。

表3　一日清流质食谱举例（仅供参考）

第一餐	过箩米汤（粳米 30 克）
第二餐	过箩去油鱼汤（黑鱼 100 克）
第三餐	过箩米汤（粳米 30 克）
第四餐	苹果水（苹果 100 克，不带皮）

• **过箩是什么意思？　家属应该怎么做**

用筛子过滤出食物中的固体残渣，因最开始用的是竹编的筛子，故此过程称为过箩。过箩是为了保证食物完全没有残渣进入碗中，反复的过箩可以让流质食物更清透。

目前制作清流质的过程中，会用细粉筛或者过滤纱布来代替箩筛，比较方便家庭制作。如过箩米汤（粳米 30 克，水 300～400 毫升），将粳米煮成粥，随后倒入过滤纱布中，挤压摩擦出米汤后，倒掉纱布中的米渣，再将米汤倒入纱布中反复上述步骤 2～3 次。

制作过箩果汁时，可选择苹果、梨、橙子等新鲜水果，榨汁，倒入过滤纱布中，挤压出汁液即可，每次 100 毫升左右，可以补充水分、维生素、矿物质等营养物质，有利于术后的恢复。其他过箩食物操作与此类似。

流质饮食有哪些

当患者可以完全接受清流质，没有出现任何腹胀、腹痛、恶心、呕吐等症状时，就可以进食正常的流质饮食了。因流质所含能量和营养素不高，长时间食用会引起营养不良，因此不宜长时间食用流质饮食，一般 2～3 天为宜，每天 6 餐，每餐 30～50 毫升。如果需要较长时间食用，需遵医嘱额外补充肠内营养剂。

常见的流质食物，如稠米汤、米糊、白菜汤、番茄浓汤、清鸡汤、清肉汤、排骨汤、清鱼汤、鸡蛋羹、藕粉、稀猪肝泥等。

术后患者常常食欲欠佳，进食较少，但家属往往希望患者多进食，尽快恢复，因此，有时出现患者家属不断给患者进食的情况。此时，要注意保护患者的胃肠功能，一切应以患者胃肠消化吸收情况为准。以临床医生的建议为首要参考。

表 4　一日流质食谱举例（仅供参考）

第一餐	过筛浓米汤（粳米 30 克）
第二餐	稀藕粉（藕粉 10 克，核桃奶 30 毫升）
第三餐	益生菌（第二餐后半小时）
第四餐	过筛胡萝卜汁（胡萝卜 50 克）
第五餐	婴儿营养米粉（15 克）
第六餐	番茄鸡蛋汤（番茄 100 克，鸡蛋 1 个）

引自：中国营养学会. 中国居民膳食指南（2016）. 北京：人民卫生出版社，2016.

• 如何制作流质饮食

流质食物的特点为液体状，所有的食物都需要制作成液体形式，或者能够在入口后立刻融化成液体状态。料理机的使用能够完全将固态的食物打成液体状，并且能让食物的营养素得到充分利用，如水果和蔬菜中难以消化的膳食纤维，经过料理机的搅拌会更易于患者的胃肠吸收，如人们常见的流质食物米糊、果蔬汁、鱼泥、虾泥或膳食匀浆等。

米糊（粳米 30～50 克，水 250～300 毫升），先将粳米用冷水简单洗 2 次，用水浸泡半小时后倒入料理机中，加入适量的水，盖上盖子使用"米糊"功能即可。如果需要米汤，则滤掉米渣即可。

黄瓜番茄汁（黄瓜半根，番茄 100 克），洗净黄瓜和番茄，去皮，切块，放入料理机中，盖上盖子使用"果蔬"功能即可。实际根据患者的接受程度，考虑是否额外添加水。如果觉得打出来的果蔬汁有点凉，可以放入微波炉内加热 1～2 分钟。

鸡肉泥（去皮鸡肉 50 克，盐和植物油适量），将鸡肉剁成泥，加入适量的盐、植物油和水，搅拌成液体状，放入锅中煮熟即可。

制作流质饮食需要注意什么

胃癌术后忌出现胀气问题，故不宜选择容易产气的食物，如：

×过甜的食物：白砂糖、冰糖、红糖、黄糖、口香糖。

×谷薯物：燕麦、小麦、玉米、黑麦、红薯。

×水果：香蕉、牛油果、西瓜、芒果、梨、荔枝。

×乳品及其他饮料：牛奶、羊奶、酸奶、成品果汁、椰奶、复合果汁。

×豆类：所有干豆类。

×蔬菜：胡萝卜、白萝卜、菠菜、芹菜、蘑菇、竹笋、韭菜、葱、洋葱。

×肉类及其他：加工腌制类肉、蜂蜜、木糖醇。

哪些食物适宜选择？

√谷薯物：粳米、藕粉、小米。

√水果：木瓜、小番茄、山竹、哈密瓜、削皮的苹果。

√乳品及其他饮料：杏仁奶、核桃奶。

√豆类：少量湿豆（用水浸泡过的大豆），一般不超过1/4杯。

√蔬菜：黄瓜、番茄、西葫芦、西蓝花、南瓜、紫菜。

√肉类及其他：鸡蛋、黑鱼、鸡肉、瘦猪肉、橄榄油、菜籽油、玉米油。

膳食匀浆是流质饮食吗？ 怎么做

将各种天然食物切成小块煮熟，用料理机一起搅拌成混合液体，称为膳食匀浆，属于流质饮食，可以用于鼻饲和口服。优点就是营养均衡，适合吞咽困难、消化系统功能弱的术后患者。

对于家庭制作的患者来说，最困难的不是做法，而是如何选择食物。建议不要选择粗纤维的食物（如糙米、笋干、韭菜、芥蓝、芋头、芹菜、麸皮等），不要选择易产气、高脂肪、高糖的食物（如蔗糖、白糖、蛋糕、红薯、大蒜、带皮的肉等），也不要选择过咸、过辣、过酸的食物（如腐乳、大酱汤、芥末、辣椒、生洋葱、山楂、酸橙、橘子、西柚、柠檬）等。

具体制作方法：

（1）准备一台料理机（破壁机），清洗干净。很多人会忽略料理机的卫生问题，但如果料理机没有清洗干净，长久残留积累下的致病菌会引起患者出现胃肠道不适，甚至造成食物中毒，引起术后并发症的发生。

（2）预处理食物。将各种备用食物清洗干净，将所有食物中不能食用的部分，如肉去骨去皮、鱼去刺、蛋去壳，根茎、瓜果蔬菜去皮、去核、去根茎，叶菜类选择嫩叶等。

（3）将所有预处理好的食物切成小块煮熟，主食用米饭（不宜用黏性大的米，如糯米）、馒头（馒头去皮，尽量使用低筋面粉，不建议添加过多的粗粮粉）、藕粉或白粥，蔬菜类洗净后放入沸水中焯1分钟，切碎；然后将每餐所需要吃的食物混合放入料理机中，加适量的水一起搅拌，待食物全部搅成无颗粒的糊状后倒出，装在干净的锅内。

（4）将锅放置火上烧煮，不停搅动锅内食物，以免粘锅，加入少许的盐（每天 4 克以内）及植物油（每天 25 克以内），煮沸 4～5 分钟后，倒入清洗干净的容器中即可。特别提醒：如果煮沸过的食物中还有较粗的颗粒，则需要过筛。

半流质饮食指什么

如果食用流质食物后患者没有胃肠道不适，并且还能有饥饿感，那说明身体恢复得挺好，患者有"口福"了。我们可以在之前的流质餐食中，选择其中两餐过渡到没有刺激性的半流质饮食，逐渐过渡，待患者可以完全接受的时候，则可以替换成软食。

常见半流质食物，如烂面条、稀米粥、鸡肉泥、猪肝泥粥、煮烂的八宝粥、小米粥、烂肉泥粥等。每天 6 餐，每餐 100～150 毫升（根据患者胃容量和胃肠适应情况酌情增减）。也可以少食多餐，每隔 2～3 小时进食一次，每次 100 毫升左右，同时避免进甜食及胀气食物。

如番茄面：将番茄洗净，切成小块。锅内放入适量油，将豆瓣酱放入锅内，切好的番茄倒入锅内翻炒，加入清水，煮开后放入适量面条，煮熟即可。

皮蛋瘦肉粥：皮蛋切块，肉丝加盐、香油拌匀腌 10 分钟。粳米洗净，加盐、香油泡 10 分钟左右。肉丝下热油锅过一下，至变色捞出控油。水煮开，下米煮沸后改文火，加入皮蛋、肉丝、盐、葱花，煮至粥熟即可。

蛋杞西米露：锅里放水，放入西米，煮至西米透明。鸡蛋在碗里打散，等西米煮熟后，倒入鸡蛋液，撒入几粒枸杞子并一直搅拌，煮至蛋花成形即可。

表5　一日半流质食谱举例（仅供参考）

第一餐	黑鱼汤（流质：黑鱼 100 克，盐适量）
第二餐	猪肝泥（半流质：猪肝 100 克，盐适量）、益生菌（饭后半小时）
第三餐	去渣番茄青菜汁（流质：番茄 100 克，青菜 50 克）
第四餐	烂面条（半流质：面条 50 克，盐适量）
第五餐	益生菌（第四餐后半小时）
第六餐	鸡蛋羹（流质：鸡蛋 50 克）

软食有哪些

从膳食制作的角度上来说，软食其实是一种从半流质过渡到普通食物的一个中间阶段。简单点说就是将普通的正常饮食，做得更烂、更软、更精细；在食物的选择上尽量减少粗纤维的食物，有利于患者咀嚼和消化。

一般常见的软食，有以下几类。

主食：粥、软饭、软馒头、面条、馄饨、包子、花卷、蒸糕、蒸饺等。

副食：动物性食物可选择肉丝、肉糜、肉饼、鱼片、清蒸鱼、虾仁、鸡丁、鸡丝、蛋羹、炒蛋等肉质鲜嫩的食物；植物性食物可选择南瓜、冬瓜、菜花、土豆、胡萝卜、番茄、黄瓜、碎菜叶、豆腐、豆花等粗纤维少的食物。

特别注意的是：肉类需要去骨、去刺、去皮、切小块，制成丸状、饼状、末状，并且焖烂最为适宜；蔬菜在清洗、切碎、煮软的情况下，维生素和微量元素损失得比较严重。所以，如果需要采用软食1个月以上，需要适当补充营养素。

如虾仁豆腐：虾仁开背切成两片，炒熟。锅中倒入汤汁，加入切成块状的豆腐，汤煮沸后加少许盐，稍煮即可。

西红柿蛋卷：西红柿去皮，切丁，越细越好，打入2个鸡蛋，加适量盐，把蛋液和西红柿混合搅匀。热锅少油，将蛋液均匀的铺一层在锅底，从一头将蛋皮卷起，起锅后切成块即可。

白菜蒸干贝：干贝小半碗，热水泡发；大白菜切丝，锅里放白菜丝，倒入清水，在食材上面放干贝，文火煮，直到白菜丝煮软，打入2个鸡蛋，蛋焖熟即可。

除了饮食要求以外，对于行腹腔镜手术的患者，我们还会鼓励患者在身体允许的情况下，术后尽早下床活动，可每天行走300~1000步。如果患者术后首次下床活动出现心慌、头晕等症状，需在家属陪同下进行，活动范围建议在病房内或院内走廊，第二天、第三天则可以循序渐进，逐步增加活动量。

居家饮食需要注意什么？应该怎么做

胃癌患者术后很长一段时间进食量都大不如从前，真正经口获得的营养供给往往低于自身的需求，这个问题在出院后更加凸显。故需通过其他形式，给人体补充需要的营养，以提高术后免疫力。

• 基础营养1＋1，提高术后免疫力

（1）营养补充剂的使用。支持方法分为两种，肠内营养支持和肠外营养支持。简单理解就是肠内营养支持的形式需通过

肠道吸收；而肠外营养支持不通过肠道吸收，常通过静脉（也就是吊瓶）直接给人体输注营养。

有一些医学基础的患者就知道，营养大部分是通过小肠吸收的，为了保证肠道正常的吸收功能，理论上胃癌患者术后我们优先考虑肠内营养。但为了避免术后并发症的发生，刚做完手术，常以静脉肠外营养为主要的营养补充方法。

国内常见的肠内营养制剂有百普力（即用型混悬剂）、白普素（粉状制剂）、瑞素等。具体执行方式，遵医嘱即可。

（2）益生菌。益生菌近年来在外科手术中的使用成为热点，临床经验及相关研究中也充分显示，益生菌参与的营养干预降低了患者术后并发症的发生率，可调节因胃切除后造成的消化系统紊乱及肠道菌群失调，增强术后免疫力。

常见的益生菌有动物双歧杆菌、嗜酸乳杆菌、粪肠球菌、长双歧杆菌等，在患者中较常使用的为多联菌制剂，根据不同阶段，使用不同级别的益生菌制剂，如药品级的双歧杆菌三联活菌制剂或食品级的多联复合益生菌产品。对于可经口摄食、胃肠功能完全没问题的术后患者，可以饭后半小时口服，正常推荐量为每天 2 次。

• 足量的肉、蛋摄入

摄入足量的肉、蛋等蛋白质丰富的食物往往比米、面更重要。蛋白质是人体重要的组成部分，占人体的 $16\% \sim 19\%$，充足的蛋白质有助于伤口的愈合，减少营养不良性水肿，促进细胞黏膜的修复。而且对于老年人群或消瘦以及严重营养不良的患者来说，丰富的蛋白质能促进肌肉合成，提高体力，增强机体免疫力。下面介绍几种用肉类和鸡蛋制作的家常食谱，操作方便，不妨一试。

肉：鸡肉泥粥（粳米 20 克，小米 30 克，鸡肉 50 克。将鸡肉剁成泥状，加水与粳米和小米一同放入锅中煮成粥，加盐调味即可）；胡萝卜虾肉泥（胡萝卜 1 根，虾肉 50 克。胡萝卜和虾肉蒸熟后放入料理机中搅拌成泥，过筛一次，放入少许盐和植物油搅拌均匀即可）；鲈鱼面条（鲈鱼肉 30 克，面条 100克。鲈鱼洗净蒸熟，取鱼肉备用；面条放入沸水锅中，煮至软烂，放入鲈鱼肉，稍煮片刻，放入少许盐即可）。

蛋：红色小馒头（番茄 1 个，鸡蛋 1 个，活酵母 3～5 克，玉米粉 20 克，小麦粉 50 克。番茄去皮，打成糊状，放入鸡蛋搅拌均匀，依次加入玉米粉和小麦粉、酵母粉，加水揉成面团发酵后，切成小块，蒸熟即可）；土豆鸡蛋软饼（鸡蛋 1 个，土豆 1 个，面粉 50 克。土豆蒸熟切块，与鸡蛋、面粉和适量的水一起放入料理机中搅拌均匀，加入少许盐。锅中热油少许，倒入上述混合物，一面煎成黄色，再翻至另一面，两面煎熟即可）；鸡蛋羹（鸡蛋 1～2 个，盐 2 克。将鸡蛋打入碗中，和盐搅拌均匀，蒸熟即可）。

• 适量健康油的摄入

何为"健康油"，实则指的是油中含有较多的 ω-3 不饱和脂肪酸——"天然的抗炎剂"。它不仅可以改善胃癌患者营养不良和免疫功能低下的问题，而且能够抑制术后炎症，促进术后身体恢复。常见的种类有鱼油、紫苏油、亚麻籽油、芝麻油、葡萄籽油、大豆油等。每天可适当摄入 20～25 克。

• 少量的低糖类食物

建议摄入一定量的全谷类，如藜麦、燕麦、玉米、土豆、薏苡仁等，以满足人体对碳水化合物的需求。减少添加糖含量较多的食物，如各种甜食、点心等，防止高渗性倾倒综合征的发生。

- **以易消化、低粗纤维的食物为主**

我们常称"粗纤维"为不可溶性膳食纤维，属于膳食纤维的一种。它的特点是不能够被热水或者温水分解，并且不能被人体消化和吸收。

想象一下，"粗纤维"食物（不可溶性膳食纤维）好比一把带了很多毛的梳子，当它进入到我们胃肠的时候，毛刷不断地清扫触碰着我们的胃、肠黏膜，刺激胃酸的分泌和肠道的蠕动，这对于正常人来说没什么影响，甚至是有益的，但对于刚做完胃癌手术的患者来说，无疑是雪上加霜。

只有食物中的"粗纤维"少了，食物在胃肠里面的残渣也就少了，减轻了对胃肠的刺激和梗阻，这时患者的胃肠功能才能够更好地恢复。高粗纤维素食物主要包含谷物、大豆及部分蔬果。

表6　常见富含不溶性膳食纤维的食物　　单位：克/100 克

食物类别	膳食纤维含量（由高到低）
谷薯粗粮类	魔芋精粉（74.4）、麸皮（31.3）、去壳黑麦面粉（11.8）、大麦（11.3）、全麦面粉（10.7）、荞麦（6.5）、紫薯（5.9）、芋头（4.1）
豆类	黄豆（15.5）、蚕豆（10.9）、芸豆（10.5）、黑豆（10.2）、豇豆（7.1）
蔬果类	白笋干（43.2）、辣椒（41.7）、发菜（35）、桑葚干（29.3）、脱水蕨菜（25.5）、紫菜（21.6）、柿饼（14.5）、南瓜粉（11.5）、酸枣（10.6）、蕈菜（9.1）、甜菜根（5.9）

引自：杨月欣. 中国食物成分表（标准版）. 6 版. 北京：北京大学医学出版社，2018.

▪ 少量多餐

无论是胃全切，还是部分切除，都会使得胃的容量减小，所以，一餐多次食用对这个时候的患者很关键。

可以将一天的食量分到 6～7 餐，如张先生行胃半切除术后 18 天，按照一天的食量来算，可以吃进一个软面馒头、一杯去渣果蔬汁、一小碗的鸡蛋羹、一碗鱼糜糊。按照之前正常饮食来说一天三餐即可，但现在可以将 3 餐分到 6 餐。

如：上午 8 点可以吃 1/2 个软面馒头，10 点可以喝一杯 100～200 毫升的去渣果蔬汁，12 点可以吃 1/2 碗鱼糜糊，1/2 碗鸡蛋羹，下午 14 点可以再吃 1/2 个软面馒头，16 点可以吃 1/2 碗鸡蛋羹，18 点吃 1/2 碗鱼糜糊。

另外建议，在上午 10 点和下午 18 点这两个餐点后的半小时，再额外服用一次益生菌制剂。

这只是一个举例说明，对于一些身体恢复快的年轻患者来说，可以根据自身接受程度增加食量；相反，年龄较大的老年患者，应酌情减少。

如何选择口服营养补充剂

胃癌术后患者想要靠完全通过食物来解决营养需求，可以说是非常难。在每天正常饮食外，我们常会建议患者根据自身的营养状况，另外补充 2～3 次的口服营养补充剂（ONS）。对于放置肠管的患者，则会推荐口服和推注两种方法相结合。

对于口服营养补充剂的表述，目前国内还不十分统一。2006 年欧洲临床营养与代谢学会（ESPEN）发表的专有名词规范中，对于口服营养补充剂的英文全称统一规范为"oral nutritional supplements"，并将其划分为肠内营养范畴。换句话说，它是一种经口摄入，通过肠道吸收的特殊配方食品。

口服营养补充剂通常为液态，但随着这类食品的不断发展，为了制作和食用更加方便，粉末状类型也日渐增多。主要分为全营养配方食品（营养素均衡、维持人体所需的能量）、特定全营养配方食品（特定某种疾病或人群，对某种或多种营养素进行补充）、非全营养配方食品（提供补充单一营养素）三大类别。一般医生会根据患者的营养状态建议食用方法和类别。

这里需要额外强调的是，口服营养补充剂与药房里的蓝帽子保健品、普通固体饮料食品不是同一个概念。

临床观察发现，口服营养补充剂和益生菌的两者搭配，对于改善患者营养状况，帮助患者恢复，效果更佳！

出现倾倒综合征怎么办

• 早期

曾经有一个印象比较深刻的胃癌术后患者，虽不是很典型，但值得拿出来一提。

患者 38 岁，非常年轻，因胃癌术后并发症的影响，禁食长达 30 余天，仅靠肠外营养维持。待情况好转后，刚被允许进食第一天，家属行色匆匆跑来找到笔者，说患者在刚吃完一些米粥后约 20 分钟，开始出虚汗、心慌，随后就出现腹泻症状，站都站不稳。笔者初步判断是倾倒综合征。

一般将在进食后 20～30 分钟出现相应症状的称为倾倒综合征早期。主要出现两种表现：一种是胃肠症状，如腹胀、腹部绞痛、腹泻、恶心、呕吐等；另一种表现为神经症状，如全身乏力、头痛、出冷汗、面色苍白或低血压等。

饮食调节是治疗中首要且必需的部分，对于早期倾倒综合征的患者，我们会要求一定要做到 3 点：

（1）严格遵守少食多餐。一餐中宁愿少吃一口，也不要多嘴半口。

（2）不宜食用过甜的食物，如冰糖、黄糖、大枣、糖浆、蜂蜜以及水果类（如熟香蕉、梨、蜜枣等）。笔者根据经验，不主张在出现倾倒综合征的情况下，饮用蜂蜜水、浓缩果汁、糖水等甜饮料。

（3）餐后平卧 15～20 分钟可以减轻症状。大部分患者都会在半年内得到很好的改善。

后期

倾倒综合征后期没有恶心、呕吐、腹泻、腹痛等胃肠道反应，常出现面色苍白、出汗、心慌、头晕或手颤等症状。多发生在进食后 2～4 小时，与食用高渗食物造成小肠吸收过快，胰岛素大量分泌，从而造成类似于低血糖的反应有关。症状不同，倾倒综合征后期的饮食管理和早期也大不相同。

首先，避免摄入高盐、高糖的食物，如蜂蜜、精细米面、腐乳、鱼露、酱油、虾米汤等，每天的食用盐控制在 3 克以内。如果出现上述低血糖反应，可以口含一颗糖果或进食一小块含糖软蛋糕（20～30 克），有助于缓解低血糖症状。

其次，建议吃饭时选择浓流食或软食、偏干的食物，也可适当喝点白开水、清汤、蔬果汁等。很多术后患者，尤其是老年胃癌患者更习惯于进食稀饭或汤，但对于倾倒综合征的患者来说，进食过多的液体，可能会加重病情。因此，建议此时的患者以干性食物为主。

化疗期

化疗前这样加强营养最合适

化疗对患者胃肠道损伤较大，因此，化疗前可多选择一些具有保护胃肠道黏膜，维护肠道菌群健康，有利于缓解化疗后胃肠道不良反应的食物。

可适当选择一些药食两用类的食物，如枸杞子、山药、薏苡仁、黄精、鸡内金、阿胶等，将其制成汤水饮用；也可服用中医方剂中的四君子汤、肉蔻四神丸等。研究发现，这些中药能够促进肠道有益菌群的生长，其中五味子、枸杞子和阿胶还能充当益生菌食物（益生元）的角色。故将其与益生菌制剂搭配食用，可提高肠道免疫力，减轻化疗后不良反应的程度。

选择富含优质蛋白质的食物，纠正化疗前的营养不良。将优质植物蛋白与动物蛋白搭配食用，如鸡蛋、鱼肉、禽肉、瘦肉、大豆及其制品等，都是非常好的食物选择。如果化疗前出现贫血，也可选择大枣、山药、芝麻、菠菜、枸杞子等具有补益气血作用的食物。如果患者进食少，或者进食困难，可以根据身体的接受程度，选择高营养的口服营养补充剂，每天加餐2~3次。

化疗期是一天三餐好，还是多餐好？怎么做

胃癌患者因手术导致胃容量缩小，很容易出现早饱现象；加上化疗药物的副作用，容易出现恶心、呕吐、食欲不振等胃肠道反应。所以化疗期患者的重要饮食原则之一就是少食多餐。

表 7　一日食谱举例（正常摄食、营养状况良好的患者）

第一餐	大枣发糕（大枣 7～8 个，小麦粉 50 克）+ 零乳糖牛奶 150 毫升
第二餐	猪血泥（猪血 20 克，豆油和盐适量。猪血切块，煮熟，捣碎成泥）
第三餐	番茄鸡蛋碎面条（挂面 50 克，鸡蛋 1 个，番茄 50 克，豆油和盐适量）+ 清炒小白菜（小白菜 100 克，盐适量）
第四餐	紫菜豆腐汤（干紫菜 5 克，豆腐 70 克，豆油适量）
第五餐	花菜胡萝卜肉末（白花菜 80 克，瘦猪肉 20 克，胡萝卜 50 克，食物煮熟，煮软，切碎）+ 软米饭 50 克
第六餐 （睡前三小时）	益生菌 + 一袋口服营养补充剂（根据产品说明食用）

表 8　一日食谱举例（营养状况不良、体型消瘦的患者）

第一餐	鸡蛋羹（鸡蛋 1 个）+ 花卷 50 克 + 无糖酸奶（150 毫升）
第二餐	一袋口服营养补充剂（根据产品说明食用）+ 益生菌
第三餐	软米饭（100 克）+ 番茄鱼片（番茄 100 克，去刺鱼片 80 克，豆油和盐适量）+ 削皮苹果泥（苹果 100 克）
第四餐	一袋口服营养补充剂（根据产品说明食用）+ 益生菌
第五餐	虾仁猪肝末粥（粳米 50 克，虾仁 40 克，猪肝 30 克，盐适量）+ 冬瓜炖白菜（削皮冬瓜 50 克，白菜 50 克，盐和豆油适量）
第六餐	一袋口服营养补充剂（根据产品说明食用）

推荐"轻断食"

"轻断食"最早被人们认识是在英国人麦克尔·莫斯利的《进食、断食与长寿》纪录片中，之后在他所写的书中，具体详细地描述到轻断食对人体的积极影响。自此，关于轻断食的研究不断涌出，也不断地深入。其中，近两年在癌症化疗中的研究更是数不胜数，这打破了传统化疗饮食下提倡的多吃原则，开辟了新化疗饮食之路。

对于接受化疗的患者来说，"轻断食"意味着患者在一定的时间段内停止进食，而其余时间保持正常进食。这从根本上与断食区分开来。

一项发表在国外杂志《细胞：干细胞》的实验指出，轻断食能够激活身体的免疫系统。另外一项动物实验中还发现，轻断食不仅能够减少化疗药物对实验鼠的副作用，降低死亡率，还能提升年老老鼠的免疫力。所以也不失为化疗患者缓解副作用的一种方法。

临床上何裕民教授常根据患者的病情，建议胃癌患者在化疗前48小时内减少摄食量，并要求患者调整摄入食物的就餐时间，禁止患者在临睡前的3小时内摄入一切食物，同时保持当天最后一餐与第二天的第一餐间隔12小时。根据观察发现，这种举措使得患者在接受化疗期间恶心、呕吐的症状明显缓解。不仅如此，我们还发现，对于患者化疗前的焦虑、失眠等问题，也能得到不同程度的改善。

此虽为临床经验之谈，但效果不错，我们将其称之为"12＋3"断食法。临床医生或患者可以根据自身情况，酌情尝试。

药物伤胃，没胃口、吃不下，怎么办

化疗药物的副作用最常见的莫过于胃肠反应，患者常出现食欲差、吃不下、恶心、呕吐等表现。

对于因化疗期间恶心、呕吐导致的没胃口、吃不下，如果症状较重，可选择暂时性禁食，以免造成肠胃不适，加重症状；待症状缓解后可少量进食易消化的干性食物，如花卷、小馒头、软米饭、拌面条等。

对于因化疗导致的便秘而造成的早饱或者胃口浅，可以选择一些消食化积的食物，如麦芽、鸡内金、无糖酸奶等。可以将麦芽或鸡内金煮水饮用，或者打成粉，与鸡蛋一起蒸食。

化疗期，哪些烹调方式更合适

烹调方式对食物营养价值影响比较大，温度高低、清洗方式、烹饪方法等，都会对食物的营养价值有不同的影响。

为了最大限度保留蔬菜中的维生素和矿物质，蔬菜应先洗后切，减少放置时间和浸泡时间；现切现烹饪，并以快焯凉拌、炖汤、清炒为宜。

肉类富含优质蛋白质，为了避免烹饪过程中发生美拉德反应（糖与蛋白质在一定温度下发生的反应）和氨基酸物质的破坏，应避免煎、炸、烤、熏的形式，肉类多以煮、炖、蒸等方式为宜。

谷物中 B 族维生素含量较丰富，尤其是玉米、燕麦、小麦胚芽等粗粮中更为丰富，故不宜过多的搓洗。建议谷类以蒸、煮为主，尽量煮烂，以利于消化吸收。

化疗期，白细胞急速下降怎么办

很多患者化疗期间出现白细胞明显下降、血液粒细胞降低、骨髓造血功能受损、身体免疫力下降、口腔黏膜破损和口腔溃疡等症状。

为了防止患者感染，食物宜保持洁净，不吃生食，少食蔬菜沙拉、生鱼片、泡菜、海鲜等；蔬菜保持新鲜，水果不要带皮吃；在外就餐保持公筷习惯，减少外卖及在外就餐次数；吃剩的食物尽快放入冰箱保鲜冷藏，拿出后要彻底加热，才可以食用。

● 宜选择的食物种类

优质蛋白类：鸡蛋羹、余瘦肉丸子、清蒸鱼、虾仁、无糖酸奶、豆腐、豆浆。

粮谷类：粳米粥、小米粥、燕麦粥、白面馒头、面条、豆粥。

蔬菜类：煮熟的蔬菜，如菠菜、生菜、圆白菜、娃娃菜、去皮的番茄、胡萝卜、蘑菇、西葫芦等。

有助于升高白细胞的食物，如黑豆、黑芝麻、黄芪、香菇、党参、牛肉、灵芝、黄精、红景天、枸杞子、桑葚、乌骨鸡等。

● 不宜选择的食物种类

烤肉、蟹、油炸食物、肥肉、动物皮、溏心荷包蛋、凉拌菜、生牛奶、冰淇淋、驴肉火烧。

纤维素比较多的蔬菜，如韭菜、芹菜、笋干等。

腌制食物，如咸菜、泡菜、腊肉等。

粗糙、生硬、刺激性的食物与饮料，如花生、火锅、咖啡、辣椒、酒、芥末等。

化疗期出现贫血怎么办

化疗期间，因化疗药物的副作用，尤其在化疗进行的 7～10 天，患者发生贫血的概率较高。不仅如此，当患者做过胃切除手术后，长期的胃酸分泌减少，营养吸收也减少，会导致贫血问题。

血红蛋白浓度（Hb）和红细胞计数（RBC）是临床衡量贫血的辅助指标。这些指标一旦下降，就需进一步分析原因，给出精确的贫血饮食方案。

表9　常见食物含铁量（每 100 克可食部分所含量）

单位：毫克/100 克

食物分类	食物名称	含铁量	食物名称	含铁量	食物名称	含铁量
谷薯淀粉类	藕粉	17.9	薏苡仁	3.1	土豆	0.4
	小米	5.1	粳米	1.1	红薯	0.2
蔬果类	南瓜粉	27.8	鸡毛菜	2.1	苹果	0.3
	红萝卜	8.1	空心菜	1.5	白萝卜	0.2
	菠菜	2.9	黄豆芽	0.9	番茄	0.2
大豆及豆制品类	腐竹	16.5	赤小豆	7.4	内酯豆腐	0.8
	大豆	8.2	豆腐脑	0.9	豆浆	0.4
菌菇及藻类	黑木耳	97.4	干香菇	10.5	草菇	1.3
	松茸	86.0	猴头菇	2.8	新鲜海带	0.9
	干紫菜	54.9	金针菇	1.4	平菇	0.5
畜禽蛋类	鸡心	25.0	猪里脊	6.7	白皮鸡蛋	2.0
	猪肝	23.2	牛里脊	4.4	红皮鸡蛋	1.0
	鸭肝	23.1	羊肉	3.9	猪大排	0.8
	鸡肝	12.0	鹌鹑蛋	3.2	鸭蛋白	0.1
乳及乳制品	全脂奶粉	4.6	全脂酸奶	0.3	低脂牛奶	0.2

引自：杨月欣. 中国食物成分表（标准版）. 6 版. 北京：北京大学医学出版社，2018.

铁在食物中以两种形式存在：一种是血红素铁，主要存在于动物性食物中，如鸭血、乌骨鸡、猪肝、鸭肝以及牛肉、羊肉等；另外一种为非血红素铁，主要存在于植物性食物中，如菌菇类（红蘑、白蘑、口蘑、木耳）、紫菜、芝麻等。从表9可以看出，很多植物性食物含铁量比动物性食物高，但可惜它受其他干扰因素比较大，吸收率低于动物性食物。打个比方，每100克猪肝的含铁量为23.2毫克，干紫菜的含铁量为54.9毫克，但人体可以吸收5.1毫克猪肝中的铁，而对干紫菜中的铁只吸收1.6毫克。

在食用含铁丰富的食物时，适当搭配富含维生素C的食物，如桑葚、木瓜、苦瓜、甜橙、番茄、小白菜、猕猴桃、沙棘、西蓝花等，可以促进体内铁的吸收。

另外，患者在食用富铁食物时，不宜与浓茶或富含草酸、植酸的食物一起食用，如菠菜、空心菜、小麦、麦麸等，否则会降低铁元素的吸收。

 靶向治疗

治疗期间，哪些食物不能吃

对于服用靶向药物的胃癌患者，医生常常会建议患者不吃西柚、葡萄柚等水果，这与西柚、葡萄柚含有大量的呋喃香豆素有关，呋喃香豆素会抑制人体内一种代谢酶（CYP3A4），影响靶向药物的代谢，减少药物在肠道的代谢和排泄，增加不良反应的发生率。所以，要忌食西柚、葡萄柚；而且也应避免饮用市售的复合果汁、鲜榨果汁等饮品。

除此之外，还应避免过多食用石榴、沙田柚、红心柚、橙子、橘子、葡萄等食物，此类食物中的部分植物化学物也可能会抑制体内酶的活性，增加治疗期间不良反应的发生率。

如何吃能够提高靶向药物的治疗效果

是药三分毒，虽然靶向药物的治疗相对于化疗来说副作用较小，但患者仍然会产生一些副作用，影响治疗效果。故预防和缓解药物副作用，有利于提高治疗效果。

选择优质蛋白，提高免疫力，增强对靶向治疗的耐受力。如鱼类、瘦肉、鸡蛋、豆制品等，并根据患者的口味，做成患者喜欢的菜肴，色香味俱全，提高患者营养状况，增强治疗效果。

饮食清淡，避免高油、高盐食物。如出现水肿或心律失常，需严格限制每天钠的摄入量在 500 毫克以内，少食每百克含钠量 100 毫克以上的蔬菜，如油菜、空心菜（雍菜）、茴香、芹菜等。

多食蔬果。众所周知，蔬果中的维生素及微量元素含量高，能够减轻药物对身体带来的伤害，使得靶向药物能够更好地发挥作用。并且蔬果中丰富的 B 族维生素和维生素 C，能够缓解靶向药物带来的恶心、呕吐症状，保护和修复胃黏膜。

服中药期间的饮食

在患者治疗和康复期间，配合中药调理，可以减轻药物副作用、改善患者的症状、抑制癌瘤、提高临床治疗效果。在服中药期间，还需注意药与食物搭配的饮食禁忌。

补胃气，不宜破气。如服用黄芪、党参、人参、西洋参、红景天、甘草等补气药物时，不宜与破气的食物一同食用，如生白萝卜、青皮、枳实、大葱、洋葱、蒜、茴香、山楂、刀豆、韭菜等。

补血、活血，不宜生冷。如服用当归、熟地黄、川芎、红花、鸡血藤等汤剂时，不宜食用生冷、凉血的食物，如苦瓜、冬瓜、西瓜、冰水、冰淇淋、田螺、柿子、穿心莲、竹叶、生鱼片等。

服用清热祛火、滋阴凉血的药物，如玄参、牡丹皮、生地黄、赤芍、金银花、穿心莲、黄连、苦参、芦根等。不宜食用辛辣、油腻、温热之物，如火锅、芥末、辣椒、葱、大蒜、韭菜、酒、花椒、胡椒、桂皮、八角、小茴香、狗肉、羊肉、炸鸡、胡桃、荔枝等。

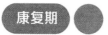

康复期

以护胃为先

中医学强调，饮食保健首先须注重调理脾胃功能。只有脾胃运化健旺，才能接受饮食物并将其转化为精微物质，输送到周身百骸营养五脏六腑，从而发挥对机体的营养与保健作用。因此，古今医家都特别注重脾胃功能，称"脾胃为后天之本""气血生化之源"，对健康发挥着决定性的作用。

如果饮食不当，首先伤害的也是脾胃，故有"脾胃一伤，百病由生"的经典名言。金元四大家之一的李东垣，在其所著的《脾胃论》中就十分强调脾胃病饮食治疗的重要性，提出了"饮食保健，首重脾胃"的观点，对于癌症患者尤其如此。

胃癌患者的治疗和康复是个长期过程，治疗过程中患者脾胃功能较差，还要承受放化疗之苦，脾胃功能更弱，很多患者出现没胃口、饮食不香等现象。因此，在胃癌患者的治疗和康复期，和胃护胃，以"护胃为先"，尤显重要。

在坚持"护胃为先"为原则的基础上，清代名医叶天士的名言"胃以喜为补"，充分体现了中医学的护胃养生观。"胃以喜为补"是说要从自身的身体状况出发，要顺其自然，不能强求，身体不需要的、不喜欢的就不要硬吃。在胃口不适的情况下，肥甘厚腻之类，或许就是胃所"恶"的；而粗茶淡饭、清淡饮食，或许就是胃所"喜"的。因此，胃癌患者要顺应脾胃的喜好，选择适合自己口味的食物，这才会起到保护脾胃的作用。

由此，何裕民教授给胃癌患者推荐了康复期饮食的"五宜四忌"原则。

◆ **宜淡**

指少食高脂肪、动物蛋白类食物，以天然清淡果蔬为宜，适当控制盐的摄入量（每人每天摄入量不超过 6 克）。摄入较高的食盐容易造成胃黏膜腐蚀，会增加胃炎的发生和胃癌的复发率。因此，腌制品虽然美味，但康复期的胃癌患者一定要学会对腌制食物说不，能吃白菜的就不要选腌白菜，能吃鲜鱼的就不要选熏鱼。

◆ **宜杂**

是指食谱宜杂、广，只要没有明确的致癌性或不利于胃癌的防范与康复，均可食用。

◆ 宜少

指对食物摄入的总量及糖、蛋白质、脂肪的摄入量均应有所节制，消化功能差的胃癌患者可每餐少食，每餐6~7分饱即可，不宜过饱。如以前早饭用一顿去解决，现在可以将它分几次来吃，早上8点可以吃一个馒头，9点可以喝杯果蔬汁，10点可以吃个鸡蛋。中饭和晚饭也是如此。如果患者胃口较好，可酌情加餐。

◆ 宜烂

指除新鲜水果、蔬菜外，其他食物均应煮烂、煮熟，特别是老年胃癌患者和放化疗治疗中及治疗后的患者，尤其要将食物煮烂，以利消化。食物烹调做到质软，可适当通过研磨、蒸煮、搅打的方式，做到粗食细作。

◆ 宜素

多指新鲜蔬菜和水果，这些食物富含各种维生素和矿物质等，对胃癌的防范和康复益处多多。对于胃癌患者来说，饮食上建议以植物性食物为主，动物性食物为辅。每天植物性食物，如蔬果、大豆、谷物占总食物量的70%~80%，动物性食物占总食物量的20%~30%，且以白肉为主，如鱼、鸡、鸭等，不要完全拒绝动物性食物。

◆ 忌大补

胃癌患者消化功能弱，稍微吃得好一点、饱一点，胃肠道往往就受不了，出现"消极怠工"，腹胀、呕吼、便秘、腹痛，甚至肠梗阻等。因此，必须明确一点，虚人调补，只能细火慢熬！一点一点来，千万不可操之过急，否则，往往结果会适得其反！

◆ **忌贪凉**

胃喜温怕凉，多食生冷寒凉之物，易伤脾胃阳气，导致寒湿内生。

何裕民教授有一位胃癌患者，一直康复得很好。但有一天来时情况不好，舌苔白腻。何裕民教授问他怎么回事，他说，我出差的路上，饿得厉害，有人给我一个冰冷的盒饭，吃完我就觉得胃不舒服，从那以后胃就开始疼。

柳公权说过："不以胃去暖寒物。"胃癌患者在经过手术、放疗和化疗等各种折磨之后，脾胃功能很弱，易表现为一派虚寒之象，胃部怕冷。所以，胃癌患者要注意胃部保暖，太烫的和太凉的不能吃，冷饭最好不要吃。

◆ **忌引起胃酸分泌过多的食物**

高油脂类食物，如肥肉、浓肉汤、动物皮、奶油、黄油等；刺激性食物，如咖啡、浓茶、酒精、味精、咖喱、黑胡椒、丁香、辣椒等，能够刺激胃酸分泌，甚至会引起食管反流，损伤胃黏膜。

◆ **忌过多食用坚硬、粗纤维的食物**

如干黄豆、茭白、竹笋、雪菜、芹菜、韭菜、火腿、香肠、蚌肉等。此类食物膳食纤维过多，不易消化，食用后易引起胀气，加重胃肠负担，不利于疾病康复。

纠正营养不良

胃癌患者常因疾病和治疗原因出现营养不良，而营养不良会降低患者的抵抗力，延缓康复进程。有些患者认为，只要通过补充一些复合或者单一的维生素及微量元素制剂，就可以改善营养状况。其实，合理膳食才是改变营养不良的主要途径。

• 维生素 A 与类胡萝卜素摄入不足

在早期的流行病学资料中就有研究表明，维生素 A 摄入少或缺乏会提高胃癌的发病率和危险程度。不过好在维生素 A 可以直接从动物性食物中获取，其中动物肝脏中含量最高；也可以通过摄入含有类胡萝卜素的植物性食物来合成维生素 A。

常见富含维生素 A 的食物，如猪肝、鸭肝；富含类胡萝卜素的食物，如胡萝卜、红薯（熟）、南瓜、西蓝花、番茄等。

建议每周食用 2~3 次南瓜或胡萝卜，每次 50 克左右；平时可以选择一些哈密瓜、西瓜等水果，每次 100 克左右；肝脏类的食物，适宜每周 2 次左右，每次 50 克左右。

维生素 A 和类胡萝卜素比较耐高温，加工烹饪还有助于提高维生素的释出，提高吸收率。所以，在烹饪的时候，适合进行水煮、热炒、慢炖等，如做成泥、粥、汤等。但需要注意，类胡萝卜素和维生素 A 很容易被氧化，所以一定要现做现吃，不宜放置时间太长。

• B 族维生素缺乏

B 族维生素是一个族群，其中一种 B 族维生素出现缺乏，会在不同程度上关联其他 B 族维生素，可谓是"牵一发而动全身"。如维生素 B_2 的缺乏，会影响维生素 B_6 的代谢，出现乏力、口腔黏膜炎、唇炎、舌炎等表现；叶酸缺乏常会伴有维生素 B_{12} 的减少，甚至会造成贫血。

维生素 B_2 可明显改善皮炎的症状，还会促进某些药物的代谢，降低药物毒性，主要存在于鸡肝、鸭肝、鸡心等食物中；其次为鸡蛋、绿色蔬菜、豆类中含量也较高。因维生素 B_2 在碱性环境下很容易被破坏，因此，食品加工中不宜添加过多的碱。除此之外，烹调方式尽量采用蒸、炖的方式，减少红烧和油炸的次数。

美国食品与营养委员会早在 1998 年就提出，食物中天然的叶酸生物利用率为 50%，但如果将叶酸补充剂与天然的食物混合搭配食用，利用率可达 85%。所以，对于存在叶酸缺乏的人群，建议将叶酸补充剂与食物一起食用。因肠道菌群也能合成部分叶酸，因此，可每天服用益生菌制剂，以增加肠道合成叶酸的量。含叶酸丰富的食物，如菠菜、小麦胚芽、酵母、鹅肝、鸭肝、蔓越莓、紫菜和大豆等。

对于偏爱素食的患者来说，容易导致脂溶性维生素摄入量不足。故可适当地选择瘦肉（去皮鱼肉、鸡肉、瘦牛肉等）、血液制品（鸭血）、豆制品（大豆、豆腐）或鸡蛋等。不仅如此，瘦肉或血液制品等动物类食物中肌红蛋白、血红蛋白经蛋白酶消化后，游离出的血红素铁可以直接通过肠黏膜细胞进入人体，有利于弥补铁营养素的缺乏，促进红细胞的生成。建议每天摄入红肉的量不要超过 50 克，尽量选择白肉（鱼肉和禽类）替换红肉。

● 蛋白质-能量营养不良

大部分胃癌患者有很长的时间吃不了或者吃不下很多食物，这时食物的选择就要以量少、营养价值高的食物为主。

选择富含优质蛋白质的食物。蛋白质参与机体代谢，除了可提高机体免疫力以外，还能缓解晚期胃癌患者或老年患者出现的肌肉萎缩、下肢乏力等问题，同时蛋白质也能够提供给人们日常所需的能量。

增加能量的供应，如果患者胃口可以，能正常进食，每天能量摄入不低于 9205 千焦（2200 千卡）。除了保证摄入足量的蛋白质以外，主食对人体获得能量功不可没，建议每天主食摄入量不低于 300 克。

除了上述食物以外，还应多选择营养素密度高（指食物中以单位热量为基础，所含重要营养素，如维生素、矿物质和蛋白质的浓度高）的食物。简而言之，就是以最小量且容易吸收的食物，满足身体对营养的最大需求。

常见的营养素密度高的食物，如豆腐、鸡蛋、乌鸡、去皮鸡肉、去皮鸭肉、牛油果、三文鱼、菠菜、胡萝卜、蓝莓等。

护"心"很重要

"喜乐的心乃是良药，忧伤的灵使骨枯干"。胃癌患者的心态、家属的照护与安抚、医生的人文关怀，都会影响患者的康复。

患者被确诊时往往情绪低落，心理上的压抑，无法接受，自我怀疑和愤怒，吃不香，睡不好，对治疗过程的恐惧，康复期的担忧和焦虑等，身心消耗很大，这些都会不同程度地影响患者的康复！

"当被告知结果的时候，我的心情很复杂，睡不着觉，对家人也莫名地发火，之后又对他们感到愧疚。"这是一位年仅 40 岁的胃癌患者对笔者说过的话。

作为患者，要通过正规的知识渠道，了解自身的病情，及时向家人表达自己的情绪和想法；睡眠不好的患者，可以吃些安神助眠的食物，如酸枣仁、莲子、山药、龙眼等；睡前可以点上一些安神助眠的香薰，放下手机，将房间灯光调暗，试着闭上眼睛冥想 20~30 分钟，有助于睡眠。

家属此时承受的压力不比患者小，除了需要耐下性子，学会倾听患者的诉说以外，还要肯定和鼓励患者去做某些事情的意愿和能力。家属需要根据患者的情绪，在患者有一定的心理准备时，通过医护人员或找一个合适的契机，与患者沟通，鼓励患者积极面对和配合治疗。如患者喜欢跳广场舞，家属可以抽时间陪同患者一起活动；患者情绪不好或吃不下，多陪在患者身边聊天，转移注意力等。医生在告知患者病情的时候，常会从自身专业角度解释病情的发展，有时会给患者一种恐惧和压迫感。家属可以用一些积极的抗癌成功案例或科学、温和的方法与患者沟通，会在一定程度上缓解患者刚接触病情时候的恐惧和担忧。

总之，心理状态、情绪对患者的康复影响很大。何裕民教授在 40 多年的肿瘤临床治疗中提出"医、药、知、心、食、体、社、环"的八字方针，以组合拳治疗肿瘤，疗效颇佳，其中"心疗"就是重要的一环，需要加以重视！

胃癌康复，别忘了"动"

俗话说得好："动则生，不动则衰。"对于胃癌患者来说也是如此。一项荟萃分析显示，高水平与低水平的休闲活动相比，能显著降低 13 种癌症的发病率，其中就包括胃癌。适当运动不仅可以促进胃肠功能的恢复，还能很好地提高免疫力，升高白细胞、缓解癌因性疲劳及失眠等问题。

对于康复早期、身体比较虚弱的患者，建议采用静、慢、放松的运动，如散步、自我拍打、按摩等。

康复中期体力较好的患者，可采用一定强度的活动，如慢跑、太极拳、五禽戏等。待体力恢复正常时，建议采用跑步、羽毛球、乒乓球、篮球、健身舞等运动。

慢走是一种比较温和的锻炼方式，患者可以一开始步行 5 分钟，然后再根据自己的耐受程度，逐渐增加到 10 分钟、15 分钟或 20 分钟等。

太极拳可以加快血液循环，提高免疫力，并且能够改善患者的焦虑和不安。研究显示，八段锦可调节肠胃功能，改善患者的不良心理状态，疗"心"还治"身"。每天可锻炼 1～2 次，每周至少 3 次，每次不低于 30 分钟。

可能刚开始运动时患者会感觉身体疼痛，待坚持一段时间疼痛逐渐消失后，可再增加运动时间。

胃癌患者不同于常人，切忌因急于恢复体力而盲目加大运动量。可以从小运动量开始，循序渐进增加运动量。运动后可以适当补充温开水，以缓解口渴和运动引起的身体缺水。

对症饮食，精准饮食来帮忙

饮食方面，很多患者都会忽视对"症"的重要性。但临床实践显示，食物无毒、无副作用，通过合理的饮食来缓解胃癌患者的症状，患者大多愿意接受，而且已取得了明显的效果。因此，根据患者不同症状，采取针对性的饮食措施，持之以恒，对治疗有积极的帮助。

恶心、呕吐

恶心、呕吐是胃癌患者接受抗肿瘤药物治疗中最常见的不良反应，引起恶心、呕吐的原因很多，如肿瘤侵犯、胃潴留、肠道梗阻、颅内高压等。化疗药也是引起呕吐的重要原因。另外，不良的情绪也可引起恶心和呕吐，诸如恐惧、焦虑等情绪刺激。部分胃癌治疗结束的患者，也会持续恶心或兼见呕吐，此时，需要更多考虑心理及情绪因素等。

恶心、呕吐不仅影响进食，还影响日常生活，严重者还会出现脱水、电解质紊乱等表现，甚至给患者的生理、心理、社会交往等方面带来负面影响，导致患者生活质量下降。有些患者往往因为不能忍受这种苦痛，而使正常的治疗半途而废；还有的患者甚至因恐惧严重的恶心、呕吐而拒绝化疗。因此，在患者出现恶心、呕吐症状时，除了药物治疗，如口服维生素B_6或格拉司琼止吐以外，还需采取积极的饮食调护措施，以减轻患者症状，提高临床治疗效果。

● 饮食建议

对于胃癌伴有恶心、呕吐的患者，宜采用少食多餐的进食方式，每天可分6～8餐进食，饭前尽量少喝水，饮食宜清淡，以容易消化的食物为主，避免浓油赤酱、刺激性、油炸、过甜的食物，如红烧肉、咖喱、胡椒、甜点心、炸薯片、面包圈等。进食时要细嚼慢咽，如果吃饭后感到疲劳、乏力等身体不适，应斜躺着休息至少1小时。日常也可以尝试含生姜片来缓解恶心、呕吐症状。同时应注重保持口腔卫生，饭前、饭后要漱口；如果口腔有异味，可以含清新口气的硬糖，如薄荷糖或柠檬糖。建议患者在每次呕吐停止后再进食，同时应注意选择良好的就餐环境，避免进餐的房间有异味等。

如恶心症状不明显，但呕吐物多，可禁食3～4小时，直到症状缓解或停止后，再选择少量流质食物。可先以米汤、饺子汤、面片汤等为主，然后开始少量多次食用一些软食，如菜包子、馒头、软米饭等。

对于呕吐严重者，早上或者三餐以干食为主，如饼干、面包片、豆腐干等，以软食、半流质食物为辅，如鸡蛋面、水饺、烤面包、蛋羹等，不宜选择过凉、过冷或过热的食物。同时每天可以小口多次喝水，如自制的淡盐水、淡茶水、去渣的蔬果汁等，可以防止脱水及电解质紊乱现象。

如果恶心、呕吐较为频繁，完全不能经口进食的胃癌患者，可给予鼻饲或通过鼻肠管给予营养；如果患者不能进食，同时又不能接受肠内营养，应给予全肠外营养。

化疗期间出现恶心、呕吐时，不宜吃太饱，以免造成肠胃不适，加重呕吐症状；每次呕吐的间歇期，可适当进食一些新鲜的水果，建议进食后不要立刻躺下，可以选择半卧位进行休息，避免引起恶心、呕吐。

可选择的食物，如白面包、苏打饼干、馒头、花卷、米粥、藕粉、青菜面、鸡蛋羹、鱼片、鱼丸、肉末、鸡肉丸、虾仁、虾球、豆腐、姜片、肝泥、果泥等。

不宜选择的食物，如奶油、奶酪、黄油、巧克力、五花肉、咸肉、烟熏制品、冰淇淋、苦瓜等。

食疗推荐方

◆ 鲜芦根粥

食材：鲜芦根 100 克，竹茹 20 克，薏苡仁 50 克，粳米 50 克，生姜 10 克。

做法：将鲜芦根洗净晾干，切成小段，与竹茹同放入砂锅，加适量的水煎煮 30 分钟，去渣取汁。将薏苡仁、粳米淘洗干净，薏苡仁先放入砂锅，加适量水，武火煮沸后，改用文火煨煮 30 分钟，再放入粳米，并加入鲜芦根、竹茹浓煎汁，根据情况可加适量清水，武火煮沸，改用文火煨煮成稠粥，粥快熟时加入生姜，略煮即可。佐餐食用，每天 2～3 次。

功效：鲜芦根清热养阴；竹茹、生姜和胃止呕；薏苡仁、粳米养胃益脾。以上食材配合，共达清热除烦、生津止呕、健脾养胃的作用，对于各类胃气上逆导致的恶心、呕吐有很好的调养作用，尤其适用于恶心、呕吐伴有胃脘灼热疼痛、烦躁易怒、口苦口干的胃癌患者。胃脘痛、畏寒喜暖、大便溏泄者禁食。

◆ 半夏山药粥

食材：山药 50 克，清半夏 20 克，粳米 50 克。

做法：将山药研细末，粳米淘洗干净备用；用温水淘洗清半夏数遍，洗净其表面附着的白矾，放锅内煎煮约 30 分钟，去渣取汁；用半夏水倒入山药末中调匀，放锅内文火煮约 10 分钟，再放入粳米，根据情况可加适量清水，武火煮沸，改用文火煨煮成稠粥。做辅食，少量多次食用，每天 2～3 次。

功效：本款粥具有健脾和胃，降逆止呕的作用。凡因脾胃虚弱而引起气逆上冲、呕吐频繁、胃痛、食欲差、口淡无味者，尤其是闻药味呕吐更甚、诸药不能下咽者，均可服食此粥。经常食用本食疗粥，除了可以祛湿化痰，防治恶心呕吐、胸脘痞闷等症，还可以抗衰老，滋补身体，预防动脉硬化，预防糖尿病，促进胃肠蠕动，防治便秘，具有非常高的保健价值。

◆ 五汁安中饮

食材：梨汁 100 毫升，荸荠汁 15 毫升，鲜芦根汁 15 毫升，鲜藕汁 15 毫升（可用甘蔗汁代替），生姜汁 5 毫升。

做法：分别取鸭梨、荸荠、鲜芦根、鲜藕等食材榨汁，置于碗中调匀，放入锅中，隔水炖熟，置冷后调入生姜汁，少量多次频服。

功效：本食疗方具有益胃生津、止呕除烦的作用。梨汁消痰降火，荸荠汁开胃消胀，芦根汁止呕除烦，藕汁消瘀益胃，姜汁温中降逆、和胃止呕。适用于胃癌放化疗后津液损伤、恶心、呕吐患者，临床可见胃脘痞闷隐痛、饮食次数减少、恶心、呕吐、吞咽梗阻、口干咽燥、大便艰涩、形体枯槁等症状。

◆ **百合鸡子黄汤**

食材：鸡子黄 1 个，百合 50 克。

做法：将百合洗净，放于冷水中浸泡一夜，当泡出白沫后，洗净，加适量清水，武火煮沸后，改文火慢煮至百合肉烂，加入鸡子黄搅拌均匀，煮一二沸后关火，待冷后缓缓饮服。

功效：本方具有滋阴安神、和胃止呕的作用。鸡子黄可补益心肾，滋养胃阴，《肘后方》载有治干呕不息方，用单味鸡子黄数枚吞服。百合能生津养胃。二者合用，适用于胃癌患者因胃阴不足导致的各种恶心、呕吐，也可用于热性病或久病之后阴津不足患者。

食欲差

大部分胃癌患者都存在一个普遍的现象，那就是食欲差，这与多方面因素有关。如胃癌本身妨碍进食，导致消化功能降低；放化疗、靶向药物、手术等治疗引起恶心、呕吐等身体上不舒服的症状，导致患者食欲差；化疗药物造成味觉异常，导致患者胃口差，吃饭不香；而患者精神压力过大，焦虑、恐惧、抑郁等各种不良情绪，引起患者食欲差，不想吃饭，这也是很重要的一个原因。

- **饮食建议**

如因化疗期间恶心、呕吐导致的食欲不好，则可以少食多餐，每餐选择质软、易消化的食物，以馒头、粥、馄饨、面条为首选；如因味觉异常导致的不思饮食，可以适当增加饭菜的味道，多用一些醋、姜、蒜等调味料，并经常变化烹饪方式，增加食物的色香味；如因消化不良、便秘而造成患者早饱或者胃口浅、吃不下，可以选择一些消食化积的食物，如山楂、麦芽、鸡内金、萝卜、酸奶等，或者选择一些膳食纤维含量丰富的食物，如玉米、小麦麸皮、大豆及豆制品、菠菜、红薯、西蓝花、火龙果、猕猴桃、香蕉等，这些食物有利于加快肠道蠕动，帮助缓解因腹胀、便秘而导致的食欲差。

- **食疗推荐方**

  - ◆ **白术猪肚汤**

  食材：白术 15 克，升麻 10 克，猪肚 100～200 克，盐、葱花各适量。

  做法：猪肚洗净氽烫，切成条状；白术、升麻分别洗净；猪肚、升麻、白术放入砂锅，加适量清水，以武火煮沸后，转中火熬煮成汤，加盐调味，撒上葱花即可。

  功效：此汤具有益气健脾、开胃消食的作用。猪肚为猪的胃，富含蛋白质、维生素、钾、铁、镁等营养素，是健脾胃、补虚损的佳品，适合于胃癌食欲不佳的患者食用。

  - ◆ **陈皮山楂麦芽茶**

  食材：陈皮 10 克，山楂 10 克，麦芽 10 克，冰糖适量。

  做法：将陈皮、山楂、麦芽一起放入锅内，加 800 毫升水，用武火煮开，转文火继续煮 20 分钟，加入冰糖，文火稍煮即可。

功效：本茶饮具有理气健脾、开胃消食的功效。陈皮具有理气健脾的功效，并且经研究证明，陈皮对胃肠道平滑肌有温和的刺激作用，能促进消化液的分泌和消除肠道积气。配合山楂、麦芽，可以起到健脾消食的作用，用以辅助治疗胸脘胀满、食欲欠佳等症的胃癌患者。

◆ 豆蔻陈皮鲫鱼羹

食材：肉豆蔻、陈皮各 6 克，鲫鱼 1 条，葱、盐、食用油各适量。

做法：鲫鱼去鳞处理干净，下热油锅煎香；肉豆蔻、陈皮洗净；葱洗净切段，备用。把锅置于火上，倒入适量清水，放入煎好的鲫鱼，武火煮开水后，加入洗净的肉豆蔻、陈皮，煲至汤汁呈乳白色，加入葱段继续熬煮 20 分钟，调入盐即可食用。

功效：肉豆蔻具有温中行气、涩肠止泻的作用；而陈皮具有理气健脾的功效，并且经研究证明，陈皮对胃肠道平滑肌有温和的刺激作用，能促进消化液的分泌和消除肠道积气。故二者一起食用，可理气健脾，适用于脾虚食少的患者。

◆ 鲜橘乌梅饮

食材：鲜橘皮 20 克，乌梅 30 克。

做法：将鲜橘皮、乌梅洗净，一同放入砂锅，加水适量，武火煮沸后，改用文火煎煮 30 分钟，滤汁，分早、晚 2 次服。

功效：橘皮味辛、苦，性温，具有理气健脾、燥湿化痰的功效。临床应用广泛，善理脾胃气滞，有较强的理气开胃作用。乌梅味酸性平，具有敛肺、涩肠、生津、安蛔的功效，且乌梅能益津开胃。本方具有理气开胃，增加胃酸的作用，适用于胃癌伴有胃阴不足、缺少胃酸、厌食等症的患者。

倾倒综合征

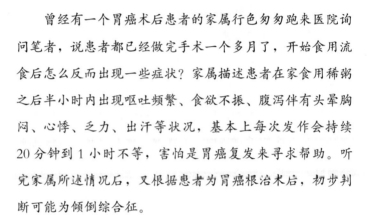

曾经有一个胃癌术后患者的家属行色匆匆跑来医院询问笔者，说患者都已经做完手术一个多月了，开始食用流食后怎么反而出现一些症状？家属描述患者在家食用稀粥之后半小时内出现呕吐频繁、食欲不振、腹泻伴有头晕胸闷、心悸、乏力、出汗等状况，基本上每次发作会持续20分钟到1小时不等，害怕是胃癌复发来寻求帮助。听完家属所述情况后，又根据患者为胃癌根治术后，初步判断可能为倾倒综合征。

经过胃大部切除术后，部分患者可出现进食后腹部胀满不适、心慌、头晕、恶心、呕吐、出汗、乏力、虚脱等症状，临床上称之为倾倒综合征。倾倒综合征是由于胃切除术后，幽门或胃的正常生理功能缺失，胃内食物骤然进入十二指肠或空肠，从而使肠黏膜渗出大量液体，突发血容量减少而引起的一系列症状。本病多发生于胃切除术后第1～3周患者恢复进食时，少数可在术后几年才发生。常在餐后半小时左右，尤其是进食大量碳水化合物后。当食物尤其是糖过快地从胃部进入小肠时，就可能会发生倾倒综合征。

• 饮食建议

为了避免倾倒综合征的发生，应注意饮食调理，少食多餐，多进干食，细嚼慢咽。进食汤水，可让主食更快地进入肠道，使得倾倒综合征更容易发生。因此，需要减少进食汤水，如确要喝汤，可以把正餐与喝汤间隔 30 分钟。限制高糖食物，如糖果、蔗糖、糖浆、蜂蜜、汽水和果汁，适当增加蛋白质的摄入以延缓胃的排空，如鱼类、蛋类、肉类、家禽及豆制品等。增加复合碳水化合物及其他富含纤维食物的摄入，如燕麦片、荞麦、薏苡仁、土豆等。忌饮酒，忌食酸性较大的食物，如葡萄、山楂、橘子、杨梅等。

建议饭后平卧 15～30 分钟，可避免或减少倾倒综合征的发作，若在进餐中发生，应立即停止进食；养成两餐之间或空腹时饮水的习惯。对于此类患者，可在饭前半小时服用抗胆碱能药物，如溴丙胺太林（普鲁本辛）30 毫克，以减慢胃的蠕动、延缓胃的排空时间。

对于经过上述措施后症状改善仍不明显的患者，可以询问医生，看是否可以进行手术治疗。近年来微创手术的进展也给倾倒综合征提供了一个新的治疗方向。

◦ 食疗推荐方

◆ 薏苡仁玉米羹

食材：薏苡仁 50 克，玉米 50 克。

做法：将薏苡仁、玉米同研成粗粉，入锅，加水煮成稠羹。分 2 次服食，当日服完。

功效：本食疗方促使肠道致癌物质和有毒物及时排出，可辅助治疗胃癌、胰腺癌、大肠癌等癌症。

◆ 清炒刀豆

食材：刀豆 300 克，植物油、盐、鸡精各适量。

做法：刀豆斜切，开水中烫一下捞出，使得色泽更鲜绿；油锅中下刀豆炒至熟，加入适量盐、鸡精调味，出锅。

功效：刀豆性平味甘，具有温中下气、利肠胃、止呕逆、益肾补元的作用，可用于胃癌患者呃逆、呕吐等症。同时，刀豆还有辅助抗癌的作用，能一定程度上抑制肿瘤生长。

◆ **砂仁蒸鲫鱼**

食材：新鲜鲫鱼 1 条（约 250 克），砂仁末 5 克，花生油 20 克，食盐适量。

做法：将鲫鱼去鳃及内脏杂物，洗净；再将砂仁末、花生油、食盐拌匀，纳入鱼腹合拢；将整条鲫鱼放入碗内；加清水少许，开用碗盖紧，隔水蒸熟即成。

功效：鲫鱼具有益气健脾、开胃下气的功效，并有降低胆固醇的作用；砂仁辛能行散，芳香温化，善醒脾化湿、行气、温中、止泻。本方具有醒脾开胃、利湿止呕的作用，适用于胃癌患者脾胃气滞湿阻所致的脘腹胀痛、不思饮食、呕吐、泄泻等症。砂仁辛香温燥，对阴虚有内热的患者不太适合。

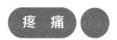

疼 痛

癌痛是多数癌症患者都要面临的一道难关，有 50％～80％的癌症患者都有不同程度的疼痛，尤其是晚期癌症患者，高达 90％有疼痛发作，约 1/4 的患者疼痛指数超过剧烈程度，以至于他们在疼痛时，甚至期望选择安乐死。而临床上，我们也发现，约 30％的患者临终时，疼痛没有得到缓解。癌性疼痛严重影响患者的生理功能、心理状态、社会功能、生活环境与总体感觉。

而胃癌的疼痛除了癌性疼痛的共性外，还有其独有的特点。一般而言，胃癌患者性格比较拘谨，患病后也往往思虑较多，思想较复杂，一旦发生癌痛更容易出现严重的心理障碍，如产生焦虑、抑郁，甚至轻生的念头。在这种心理压抑状态之下，患者在出现各种应激事件时更倾向于采取回避、屈服等方式，甚至拒绝配合治疗。而长期持续的癌性疼痛，可导致或加重患者睡眠障碍、精神萎靡、食欲不振以及营养不良的问题，机体功能日益衰竭，患者更容易出现局部感染、肠道梗阻等并发症，严重影响临床治疗进程及疗效。

饮食建议

在饮食过程中，首先要明确患者肿瘤的位置，是否有胃肠道梗阻等情况，明确患者的病情之后，饮食要注意加强营养，多食蛋白质含量丰富的瘦肉、鱼肉、鸡蛋、豆类等，以增强抵抗力，提高对疼痛的耐受力。避免过于油腻、辛辣刺激性的食物，以减轻对患者胃肠道的刺激，提高患者的生存质量，同时也有利于患者的康复。

在癌痛的治疗过程中，常用的强阿片类药物，如吗啡缓释片、羟考酮缓释片、吗啡注射液等，此类药物常见的副作用有恶心、呕吐、尿潴留、便秘等，饮食上主要以清淡饮食为主，尽可能多吃蔬菜水果，避免过于油腻的食物。可适当食用香蕉、蜂蜜等促进胃肠蠕动的食物，来缓解患者由于服用止痛药物导致的相关副作用。

- **食疗推荐方**

  ◆ 三七乌鸡汤

  食材：乌鸡 1 只，三七 6 克，葱、盐各适量。

  做法：将三七洗净，切成片；乌鸡去内脏洗净；姜去皮洗净，切片；葱洗净切段。将乌鸡放入蒸锅内，加入姜片、葱段，把三七片放入鸡肚内，注入清水 300 毫升。蒸锅置蒸笼上，武火蒸 50 分钟，出锅后取出三七，加入少许盐，食肉喝汤。

  功效：三七味甘、微苦，性温，具有活血化瘀、消肿止痛的功效。乌鸡具有补肝益肾、健脾止泻等作用，内含丰富的蛋白质、矿物质和 B 族维生素等营养成分，但胆固醇和脂肪含量却很低。乌鸡还具有清除体内自由基，抑制过氧化脂质形成，抑制癌细胞生长的功效。食用本药膳可以起到活血止痛、补气血的作用，对胸腹胁肋部各种疼痛，包括胃癌引起的疼痛，都能起到很好的辅助治疗作用。

  ◆ 扁豆羊肚汤

  食材：白扁豆 200 克，鲜羊肚 500 克，鲜橘皮 20 克，盐、生姜、葱花各适量。

  做法：将鲜羊肚用清水刮洗干净后，先用适量醋和清油将羊肚抹匀并放置 10 分钟（去膻气味），再用热水充分搓洗干净，切成 4.5 厘米宽、6 厘米长的长方块；鲜橘皮清水洗净；白扁豆洗净；生姜洗净切片。将羊肚块、白扁豆、鲜橘皮和生姜共入锅内，武火烧沸后除去浮沫，加锅盖改为文火，炖至羊肚块熟，食用前加适量盐和葱花调味，趁热吃白扁豆、羊肚，饮汤。本膳以寒冷地区和冬季服食效果好。

  功效：本食疗方具有健脾温中、开胃消食、除湿止痛的功效，对辅助抗胃癌有良效，尤其适用于胃癌伴有腹部冷痛、脾虚呕吐、体虚少食的患者。

◆ 向日葵饮

食材：向日葵茎、白糖各适量。

做法：将向日葵茎剥去外皮，取内白芯，切片，每天10～15克，水煎，去渣取汁，加白糖适量，当茶饮。

功效：向日葵茎性平，味甘、淡，入脾、胃经，可健脾除湿、行气止痛。向日葵茎含多糖约53％，还含绿原酸、新绿原酸、东莨菪苷等成分，有一定调节免疫、抑制肿瘤作用，临床常用向日葵内白芯煎水当茶饮治疗胃癌，适用于胃癌伴疼痛及有肿块者。

消化道出血

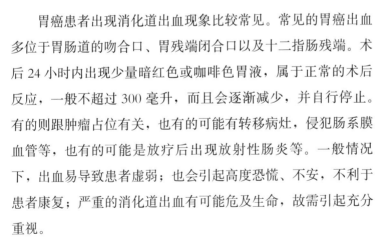

胃癌患者出现消化道出血现象比较常见。常见的胃癌出血多位于胃肠道的吻合口、胃残端闭合口以及十二指肠残端。术后 24 小时内出现少量暗红色或咖啡色胃液，属于正常的术后反应，一般不超过 300 毫升，而且会逐渐减少，并自行停止。有的则跟肿瘤占位有关，也有的可能有转移病灶，侵犯肠系膜血管等，也有的可能是放疗后出现放射性肠炎等。一般情况下，出血易导致患者虚弱；也会引起高度恐慌、不安，不利于患者康复；严重的消化道出血有可能危及生命，故需引起充分重视。

对于各种原因引起的消化道出血，需了解引起出血的原因及其可能机制，才能有效加以应对。对于胃癌患者出现的各种消化道出血，中医药有很多处理方法，但有时也需要借助一些西医方法，如可采用保守治疗、禁食、止血药物等对症处理。对于有较大量的出血，经对症处理无效的，则需要考虑手术治疗。

• 饮食建议

在医生允许进食的情况下，切忌食用过热过硬的食物，忌热性、辛香类的调味品，不宜食用粗纤维食物。刚出血停止的患者以冷流质食物为主，每次 100～150 毫升，每天 5～6 次，少食多餐。待出血稳定后，可采用半流质、细软、易消化且含足够热量、蛋白质和维生素的食物，如馄饨、水饺、瘦肉粥、蒸蛋等。应限制辛辣刺激、多渣食物，避免吃油煎、油炸、酸辣以及含粗纤维较多的食物，这些食物不仅粗糙不易消化，而且还会引起胃液大量分泌，加重胃的负担。

常见可选的食物：豆浆、稀薄的藕粉、放凉的米汤、蒸蛋羹、蛋花汤、杏仁茶、豆腐脑、蔬菜汁、冷稀饭、烂面条、面片、馄饨、菜泥等食物。

不宜选用的食物：辣椒、咖喱、浓茶、浓咖啡、浓肉汤、芹菜、韭菜、豆芽、腊肉、鱼干、生葱、生蒜、生萝卜、桂圆、大枣，以及各类粗粮。

刚出血停止的患者可进食豆浆或稀薄的藕粉，或可进食放凉的烂面汤、米汤等。

• 食疗推荐方

◆ 藕节汤

食材：藕节 50 克。

做法：藕节放入锅中煮汤食用。

功效：藕节是藕的节部，具有收敛止血、化瘀的作用，可用于多种出血，包括消化道出血等。

◆ **鳝鱼炖三七**

食材：鳝鱼 200 克，三七片 10 克，生姜 2 片。

做法：生姜洗净；鳝鱼去内脏，洗净，切段。烧锅置火上，放植物油适量，待热放入鳝鱼翻炒，加适量水和生姜，放入三七片，加盖，文火焖 1 小时，水将干时，放入少许盐即可食用。

功效：鳝鱼味甘，具有补中益智、散风湿的作用。三七性温，具有祛瘀、止血、止痛功效，临床可用于各种出血、各种瘀滞疼痛、跌打伤痛等症。本食疗方具有健脾、止痛、止血的功效，适用于胃癌疼痛或见有消化道慢性出血者。

◆ **三七茯蹄筋**

食材：生三七 6 克，茯苓 15 克，猪蹄筋 50 克，料酒、盐各适量。

做法：选云南产的生三七和茯苓，二者共研成细粉末；猪蹄筋温水发胀后洗净，加清水适量，武火煮沸，撇去浮沫，加料酒少许，再文火炖至猪蹄筋软烂；加入生三七、茯苓末搅匀即成。吃时加少许盐调味，每天 1 次。

功效：本品有活血止血、抗癌、防癌转移的功效，适宜于胃癌吐血、便血者食用。有研究发现，三七含黄酮苷，能活血止血；含皂苷类成分，可增强机体免疫功能。茯苓含茯苓素，可促进癌细胞转化为正常细胞，抑制癌症。

腹胀、腹痛

导致腹胀及腹痛的原因有多种，如胃癌手术后的腹痛、溃疡性疼痛、术后伤口恢复期的疼痛，放疗后肠道损伤痉挛性疼痛，以及肠梗阻的腹胀、腹痛等。

● 饮食建议

建议患者首先注意胃脘部保暖。其次，饮食上需注意：宜多食行气止痛的食物，如佛手、萝卜、橙子、橘子、金橘、陈皮等；控制膳食纤维的摄入，少食如芥菜、脱水蕨菜、发菜、紫菜、黄豆、青稞等高纤维的食物，避免加重腹痛问题；以容易消化的食物为主，如鸡蛋羹、粥、软饭、面条等；控制盐和高脂肪食物的摄入，如腊肉、咸鱼、咸肉、咸菜、香肠、炸鸡、炸带鱼、炸猪排、盐渍梅肉类、薯片、椒盐花生、奶油蛋糕、奶茶、巧克力等。

● 食疗推荐方

◆ 砂仁山楂粉

食材：砂仁5克，山楂10～15克。

做法：将砂仁、山楂研成极细末，分早、中、晚3次，温开水送服。

功效：砂仁味辛性温，具有化湿醒脾、行气宽中的作用，为行气和胃良药。临床常用于脾胃气滞、食欲不振、恶心呕吐等症。山楂味酸、甘，性微温，具有消食化积、散瘀行滞作用。本方可行气消滞、和胃消食，对于胃癌伴有气滞腹胀、饮食不化、腹痛者，具有较好的辅助治疗作用。

◆ 胡萝卜炒芋头

食材：芋头 2 个，胡萝卜 1 个，盐、植物油各少许。

做法：芋头煮熟，剥皮，切块备用；胡萝卜切片。锅里热油，加入胡萝卜，炒至半分熟，倒入芋头，加水翻炒，再焖 2 分钟，武火收汁即可。

功效：芋头可散结消肿，胡萝卜补益气血。本方具有消肿散结、理气通腑的作用，适合于胃癌见肠道轻微梗阻及肠道痉挛引起的腹胀、腹痛患者。

◆ 槟榔山药粥

食材：槟榔 30 克，山药 50 克，粳米 50 克。

做法：槟榔加水 500 毫升，煮水 300 毫升，滤掉槟榔，加粳米、山药，文火熬成稀粥。每天 2 次，早、晚各 1 次。

功效：本方可行气、利水，适用于胃癌纳呆而见腹胀、便秘等症者。

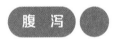

腹泻

　　胃癌患者中出现腹泻的也不少见，这跟治疗有很大的关系：①化疗或者手术后出现腹泻，这很常见。化疗药可引起大便改变，有些人可能是便秘，有些人则是腹泻；术后经过放疗者也容易出现腹泻。②癌症生存者中，所有治疗结束了，但可能出现经常腹泻的问题。这往往与肠功能紊乱有关，有可能是肠道菌群失调，也可能是肠道功能异常。也许是多种因素复合存在。

　　调整胃癌患者的腹泻并不难，但需兼顾多种因素，且需持之以恒。中医药，包括中成药等，如辨证施治运用得法，往往都有一定的改善之功。再配合益生菌、消化酶制剂等，都有帮助。此时，如果再配合温胃暖脾的外敷药，有时效如桴鼓，很快见效。

• 饮食建议

首先，我们要提醒患者，腹泻不是小事。对于胃癌兼见腹泻患者，需优化膳食结构。严重腹泻者，须防止因腹泻造成体重减轻的情况，要注意水分的摄取和电解质的补充。

若出现严重腹泻的患者应该暂时禁食，立即前往医院通过静脉输液来纠正水和电解质的紊乱。在腹泻好转期，逐渐从浓米汤、藕粉、苹果泥开始，根据症状逐渐过渡到半流食，如粳米粥、南瓜粥、蛋黄粥、肉末蔬菜粥、鸡蛋龙须面、鱼羹、胡萝卜泥、土豆泥、蒸蛋羹、豆腐脑、蔬菜汁等。少食高脂、甜食、甜味剂及粗纤维多、刺激性食物。

在腹泻恢复期，给予低脂少渣软食，尽量减少对肠道的刺激，禁食油腻、生冷、粗纤维及产气多的蔬果、粗粮，如糙米、全麦面包、肥肉、蒜苔、芹菜、豆类、菠萝、红薯、高粱、韭菜、茭白、竹笋、金针菇、凉拌食物、冰淇淋、酸奶、火腿、甜甜圈、奶油蛋糕、柿饼、火龙果、坚果等，可食用含淀粉较多的食物，如米粥、山药、土豆、馒头等。

• 食疗推荐方

◆ 莲子煲肚片

食材：莲子 50 克，猪肚 250 克，盐、醋、矾、植物油、葱花、姜末、料酒各适量。

做法：先将莲子用温水浸泡 2 小时，去莲心，备用。将猪肚洗干净，再用盐、醋、矾等揉搓，冲洗干净后放入锅中，加水煮熟，取出切成小片，备用。炒锅置火上，加植物油适量烧至六成热，加葱花、姜末煸炒炝锅，出香味后即放入猪肚片煸炒片刻，加少量料酒，再加清水适量，放入莲子，武火煮沸，改用文火煲30分钟，待猪肚片熟透，莲子呈酥烂状时，加盐调味，即成。

功效：莲子味甘、涩，性平，具有养心安神、益肾固涩、健脾止泻功效，为脾虚久泻、食欲不振的传统食疗补品；猪肚补虚损、健脾胃。本食疗方可健脾、固涩、止泻，适合于胃癌患者因脾气虚弱引起的大便稀溏、不成形等症，具有良好效验。

◆ 茯苓薏苡仁粥

食材：茯苓30克，薏苡仁30克，白扁豆6克，粳米50克。

做法：将茯苓研成粉状。薏苡仁、白扁豆与粳米一起加水煮至粥熟，加入茯苓粉，再稍煮片刻即可。

功效：茯苓具有祛湿消肿、健脾和胃的作用；薏苡仁能健脾和胃、止腹泻。茯苓与薏苡仁合用煮成的茯苓薏苡仁粥，可以治疗消化不良、食欲不振、泄泻等症状，是一种健脾益胃的保健食疗方，适合所有胃癌见腹泻患者。而且经常食用茯苓薏苡仁粥能够增强身体免疫力，提高机体抗癌力。

◆ 宝米粥

食材：大枣3枚，山药20克，桂圆肉6克，芡实15克，莲子10克，粳米50克。

做法：山药洗净，切成小块；将大枣、芡实、莲子用水浸泡2小时，入锅内加适量水，用文火煮1小时左右，加入洗净的粳米、山药块、桂圆肉，煮成稠粥即可。

功效：本方中大枣补益气血；山药健脾益气；芡实健脾祛湿。本款粥补益作用强，适合于大便清稀、水样便、次数多、食欲不振、腹痛、肠鸣的胃癌患者。

◆ **蒜泥拌马齿苋**

食材：生大蒜头10瓣，马齿苋120克（鲜品尤佳），盐适量。

做法：先将生大蒜去皮，捣泥状备用。将马齿苋鲜品洗净，入沸水中余一下，切3厘米的段，与蒜泥拌匀，加盐调味后即成。每天2次佐餐常食。

功效：马齿苋和大蒜在中药文献中均有记载。马齿苋是药食两用的中草药，具有清热解毒、凉血止血的效用，同时还有益气，防治痢疾、泄泻作用。现代研究发现马齿苋内含去甲肾上腺素、维生素、胡萝卜素、氨基酸和微量元素等成分，对大肠埃希菌、志贺菌属、伤寒沙门菌、金黄色葡萄球菌等均有抑制作用。大蒜除了具有消肿解毒、杀虫的作用，其提取物对癌细胞有抑制作用。本方中马齿苋和大蒜合用可以起到很好的止泻作用，适用于胃癌或放疗、化疗后出现腹泻夹有黏液便者。

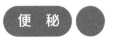

便 秘

胃癌患者出现便秘是十分多见的。临床上，胃癌患者术后出现便秘的情况也不在少数。胃癌患者在手术或化疗后，机体免疫功能受到很大影响，进而导致胃肠蠕动功能减弱。再加上活动少、饮食不合理或因癌痛使用了吗啡类镇痛药等，很容易出现便秘。但临床常见到一些患者，大便一次难解，就用泻药，以至于因泻药使用过多而造成了肠道二次损伤。因此，需引起重视。

● 饮食建议

每天起床后饮用凉开水或碱性电解水 200～400 毫升。每天坚持按摩腹部，以增强肠道蠕动，同时做一些提肛、仰卧起坐、收腹运动，以增强肌力。

对付便秘，多数患者会选择食用含粗纤维的蔬菜，如芹菜、韭菜等，但对胃癌患者来说，最好控制粗纤维摄入量。因富含粗纤维的蔬菜，胃癌患者不仅难以消化，反而会加重胃部负担，出现腹胀、腹痛，甚至引发胃出血。可以食用诸如红薯、玉米面、新鲜蔬菜、梨、核桃仁等，也可适量服用蜂蜜、黑芝麻、香蕉等润肠通便的食物，必要时可适当服用麻仁滋脾丸、新清宁片、复方芦荟胶囊等药品。另外，可用食物纤维素片来代替粗纤维的蔬菜，促进排便，但纤维素片不能超量服用，以免造成腹胀、腹泻，影响消化吸收功能。

胃癌患者不能喝浓茶，因为浓茶中的大量鞣酸会与蛋白质结合，使胃肠道蠕动减弱，延长食物残渣在肠道中停留时间，加重便秘。胃癌患者想喝茶，可选择绿茶，但浓度不能太高，绿茶的抗氧化作用利于患者康复。

根据病情，可以在医生指导下服用乳果糖或者水溶性膳食纤维素制剂；维护肠道菌群，可适当地食用一些富含益生菌的酸奶或益生菌制剂。

需要注意的是，应避免长期使用刺激性泻药，如番泻叶、大黄、芦荟等。

• 食疗推荐方

◆ 麻子松仁粥

食材：麻子仁 15 克，松子仁 15 克，粳米 100 克，冰糖适量。

做法：将麻子仁、松子仁拣去杂质，洗净备用，粳米淘洗干净，放入锅中，加适量清水，武火煮沸后，撇去浮在上面的泡沫，加入麻子仁、松子仁，转文火慢熬至粥成，加入适量的冰糖，可作为晚餐食用。

功效：松子仁含蛋白质、脂肪（大部分为油酸、亚油酸）等成分，具有养阴、熄风、润肺、滑肠等作用。《本草经疏》载有"味甘补血，血气充足，则五脏自润，发自不饥……故能延年，轻身不老。"与补中益气的粳米共煮成粥，调以冰糖，有补中益气、养阴等功效。此粥可润肠增液，滑肠通便，适于胃癌术后体虚肠燥、津液不足所致大便秘结的患者。如常食本食疗方还有延年、润肤、养发等功效。

◆ 蒲公英茶

食材：蒲公英干品 30 克或鲜品 60 克，蜂蜜适量。

做法：取蒲公英干品或鲜品，加水煎至 100～200 毫升，鲜品煮 20 分钟，干品煮 30 分钟，调入适量蜂蜜，饮服，每天 1 剂。

功效：蒲公英含有蒲公英甾醇、蒲公英素、菊糖等成分，有通便的作用，且蒲公英清热解毒，对实证便秘有效，症见粪便干硬或者排便困难、排便次数减少者。但蒲公英属于寒凉类植物，对于具有阳虚、气血虚的便秘患者，反而会加重便秘，需慎用。

◆ 裙带菜

食材：裙带菜干品 10～15 克，调味品适量。

做法：裙带菜泡开后，凉拌，加上适量调味品，即可进食。

功效：此系何裕民教授经验方。裙带菜属海藻类的植物，系海产品之一，本身有软坚散结之功，又有助于通便。而且裙带菜营养价值很高，含丰富的蛋白质和多种维生素，且含十几种人体必需氨基酸，钙、锌、硒等矿物质含量也较高，含碘量也高，对骨骼、智力等都极为有益。但有甲状腺疾病者需谨慎，须在监控碘摄入情况下食用。

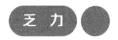

乏力

胃癌患者的乏力现象很常见，多因患者自身的能量消耗过大以及各种治疗影响患者生理功能障碍等所致。如贫血、生理功能低下、手术、化/放疗后遗症或者甲状腺功能减退等。

治疗上首先需明确诱因，针对不同类型，中西医结合，分别调治，方能奏效。如贫血的纠治贫血，特别是甲状腺功能减退（甲减）引起的，配合小剂量优甲乐等，常可迅速改善症状。

● 饮食建议

饮食上应以清淡易消化吸收的食物为主，可多吃多糖类和富含蛋白质的食物，如香菇、蘑菇、灵芝、山药、大豆、豆腐、鸡肉、鱼肉等。忌吃破气、耗伤元气、辛辣刺激及生冷黏腻的食物，如大蒜、萝卜、香菜、大头菜、花椒、胡椒、紫苏叶等食物。

对于气虚乏力的患者，可选择食用益气类食物，如黄芪、太子参、山药、大枣、茯苓、鸡内金等；对于血虚乏力的患者，可食用当归、地黄、龙眼肉、枸杞子、大枣、猪血、猪肝等补血类食物。

- **食疗推荐方**

  ### ◆ 强身茶

  食材：党参 30 克，刺五加 15 克，红景天 15 克。

  做法：将党参、刺五加和红景天煮水，代茶饮。

  功效：本茶饮具有益气健脾、补肾安神的作用。党参味甘，性平，归脾、肺经，可补脾、补肺、补血、生津；刺五加益气健脾、补肾安神；红景天健脾益气、活血化瘀。现代药理研究表明，刺五加有明显的抗疲劳、耐缺氧、解毒作用，能减轻抗癌药物毒性，还能增加特异性和非特异性免疫功能；红景天也有很好的抗疲劳、抗缺氧、提高脑力活动、提高血液中血红蛋白和红细胞数量的作用。临床上三药合用，改善患者疲乏症状的效果十分灵验，适用于脾肾两虚、气血不足，症见面色苍白或萎黄、倦怠乏力、头晕、心悸、失眠、健忘、腰膝酸软等症的胃癌患者。

  ### ◆ 茯苓鸡肉馄饨

  食材：茯苓 50 克，鸡肉 100 克，面粉 300 克，盐、植物油各少许。

  做法：将茯苓研成粉，与面粉一起混匀制成馄饨皮。鸡肉剁成馅，加盐、植物油混匀。将馄饨皮与鸡肉馅一起包成馄饨后，入锅煮熟，即可食用。

  功效：茯苓可利水渗湿、健脾、宁心；鸡肉温中益气、补精填髓。二者合用，可健脾养胃、补中益气，适用于中气不足、无力、气血亏虚的患者。

◆ **太子参大枣粥**

食材：太子参 20 克，粳米 60 克，大枣 10 枚，佛手 12 克。

做法：先将太子参、佛手洗净，放入砂锅中，加适量清水，武火煮沸后，转文火煎煮 1 小时，去渣取汁。再加入粳米、大枣共煮粥，即可食用。

功效：本方可补益精血、润肠通便、改善体力，适用于胃癌见面色苍白、头晕目眩、心悸乏力者。

缺铁性贫血

胃癌患者发生贫血的风险非常高，大致可以分为两个原因：一是肿瘤本身或抗肿瘤治疗，如肿瘤导致的失血、消化吸收障碍；化疗导致的骨髓抑制等都会引起贫血。二是营养不良，最常见的是在胃癌手术后，铁吸收障碍导致的贫血。长时间贫血可使得机体处于缺氧的状态，而缺氧可间接促进肿瘤的生长和发展，使病情变得复杂；贫血还会干扰抗肿瘤治疗的效果，比如降低放化疗治疗的敏感性，增加术后感染性并发症的发生风险等；贫血引发的疲乏、注意力不集中、记忆力减退等症状对患者的心理和生理都有较大的负面影响，患者可能出现抑郁消极的情绪，生活质量也会大大降低。

• **饮食建议**

营养不良引发的贫血，可通过补充造血原材料来改善贫血，如铁、维生素 B_{12}、维生素 C、叶酸等。

除了治疗外，患者也可从自身饮食上来改善贫血。纠正偏食的习惯，尤其是部分长期饮食偏素的患者，可适当地食用动物类食物，如选择瘦肉、血液制品等。多食用富含铁的食物，如动物血（鸭血、猪血）、动物内脏（猪肝、鸡肝）、瘦肉等。并注意在食用富含铁的食物同时，也要多摄入富含维生素C的食物，因为维生素C可以促进铁在人体中的吸收，比如油菜、番茄、小白菜、猕猴桃、沙棘等；少食菠菜、空心菜、麦麸等食物，因这类食物富含草酸、植酸等物质，会影响铁元素吸收。多食用富含维生素B_{12}的食物，如鱼禽肉、动物内脏、蛋类等。多食用富含叶酸的食物，如动物内脏（肝脏、肾脏）、蛋类（鸡蛋、鸭蛋）、深绿色蔬菜（鸡毛菜、芦笋、油菜）等。

● 食疗推荐方

◆ 黄芪补血汤

食材：黄芪、党参各 10 克，山药 50 克，排骨 250 克。

做法：黄芪和党参装入布袋，扎口后和排骨、山药一起放入锅中，加适量水，先武火煮沸后，转文火炖煮至熟，捞出布袋，调味后饮汤食肉。

功效：本品可补血益气，升高红细胞和血红蛋白。党参不仅具有补中益气的功效，还能使红细胞及血红蛋白数量增加，改善贫血；黄芪补气生血；排骨为血肉有情之品，养血补血。本品常用于缺铁性贫血或脾胃虚弱者，可改善食少便溏、四肢乏力等症状。

◆ 鸡/鸭血汤

食材：鸡/鸭血 150 克，内酯豆腐 150 克，葱末、姜末、黄酒、鲜汤、盐、味精、青大蒜、麻油各适量。

做法：鸡/鸭血洗净后切好，内酯豆腐切小块焯水。将葱末、姜末炝锅后，加入鲜汤，放入鸡/鸭血、内酯豆腐、盐、味精等，为了除腥，放入少许黄酒，烧开后撇去浮沫，装盆时撒上青大蒜段，即成。

功效：鸡/鸭血能补血、解毒，最适宜于各类贫血患者，尤其是胃癌术后缺铁性贫血的患者，对于化疗期间贫血者也有较好的补血效果。

◆ 花生衣红枣汁

食材：花生米 60 克，大枣 30 克，红糖适量。

做法：花生米在温水中泡半小时取皮待用，大枣洗净后温水泡发，与花生米一起放入锅内，倒入泡花生米的水，再酌加清水，文火煎半小时，捞出花生衣，加入红糖。可分 3 次，饮汁并吃大枣。

功效：花生长于滋养补益，可延年益寿，所以民间又称之为"长生果"，花生中的维生素 K 有止血作用，花生衣的止血作用比花生高出 50 倍，对多种出血性疾病都有良好的止血功效；将花生衣与大枣一起配合使用，既可补虚，又能止血，最宜用于贫血、血小板减少者。本方具有养血、补血的功效，适用于胃癌患者血虚以及营养不良性贫血者。

消　瘦

消瘦是营养不良的表现之一，是指人体因疾病或某些因素而致体重下降，低于标准体重的 10％，通常因摄入食物热量不足或体内热量消耗增多，产生热量的负平衡，以致体内蓄积的脂肪及蛋白质日渐消耗所引起的表现。胃是人体主要的消化器官，得了胃癌都会影响进食，会出现身体消瘦的现象。而随着胃癌病情的进展，以及手术和药物的作用加持，患者的体质会越来越虚弱。尤其是晚期胃癌患者，往往出现进食困难，消化和吸收功能障碍，甚至引起消化道梗阻，影响营养物质的摄取。很多患者去世的原因其实并不是癌症本身，而是因为身体虚弱、营养不良所引起的并发症。

● 饮食建议

对于胃癌出现消瘦、营养不良的患者，要保证充足的食物摄入，注重饮食营养均衡，切忌高油高脂饮食，更不宜暴饮暴食。首先要选择富含营养、易消化、少刺激性、低脂肪的饮食，可补充高蛋白、多碳水化合物的食物，如鱼肉、肝、蛋清、精细面粉食品、藕粉、果汁、菜汤、米粥等。再配合一些具有软坚散结、疏肝理气、抗癌等功效的食物，如山楂、麦芽、海带、海藻、紫菜、猴头菇等。其次，烹饪方式以煮、炖、熬、蒸、熘、氽等为主，尽量避免油煎、油炸、爆炒等方法。再次，可适当增加进餐次数。胃癌消瘦者多胃肠道功能减退，如一次进食较多，食物不易消化吸收，可少量多餐，这样既可以保证摄入充足的能量和营养素，又可以使食物得到充分吸收利用。对于已经出现营养不良或低体重的患者，更应注意逐步增加食量，使消化系统有适应的过程。

● 食疗推荐方

◆ 黄芪大枣粥

食材：炙黄芪 30 克，大枣 5 枚，粳米 100 克。

做法：先将炙黄芪、大枣洗净，放入砂锅内，加适量清水，煎煮 45 分钟，去渣取汁，将粳米放入药汁中，加适量清水，武火煮沸后，转文火煮至粥稠即可。

功效：本方有健脾益气、养血安神的功效，适宜于胃癌见消瘦体弱、动则汗出、食少便溏、心悸、失眠等脾虚者。

◆ 栗子百合鸡

食材：鸡块 100 克，栗子 200 克，干百合 20 克，盐、糖各适量。

做法：将鸡块洗净焯水，栗子去皮洗净备用，干百合淘洗干净泡发；将上料一同放入砂锅内，加适量水煮开，文火煮至七成熟，调入盐和糖，熟透收汁即可。

功效：此三料相配，补而不过，温而不燥，适用于各类癌症引起的脾肾两虚消瘦者，临床可见乏力、倦怠、腰膝酸软等症状。

◆ 甲鱼骨髓汤

食材：甲鱼 1 只（去内脏及爪），猪脊髓 150 克，葱段、姜片、料酒、盐各适量。

做法：将甲鱼宰杀，沥净水，去头及内脏，洗净，放入沸水中烫 3～5 分钟，刮去裙边上黑膜，除去腥味；猪脊髓洗净，然后投入沸水中，进行氽烫 30 秒，捞出沥干；将甲鱼和猪脊髓一起放入锅内，加水适量，先用武火煮沸，再用文火煮烂为止，加葱段、姜片、盐、料酒等调味，吃肉饮汤。

功效：甲鱼含有丰富的蛋白质，并含有一般食物中很少有的蛋氨酸，甲鱼肉及其提取物能有效地预防和抑制胃癌、肝癌、急性淋巴性白血病；猪脊髓能补精髓、益肾阴。本方可用于防治因放疗、化疗引起的虚弱、贫血、白细胞减少等症，适用于形体消瘦、五心烦热、腰酸遗精、两足痿弱、口干咽痛者。对于高血脂、高血压患者及肥胖者，则不宜用本汤。

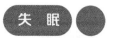

失眠

中医自古就有"胃不和则卧不安"的理论，多项研究已经证实了这一点，同时也发现"卧不安亦胃不和"。也就是说，消化系统与神经心理关系密切。通常来说，吃得太饱，吃得不舒服，会影响睡眠。因此，促进睡眠的一大要点是避免晚上吃得太饱、太油腻。现代医学认为，失眠不仅会引起中枢神经系统与胃肠功能调节失衡，而且长期的失眠也可导致焦虑与抑郁性神经症，同时，失眠还可能致癌。我们团队曾对4万多例癌症患者进行调查，结果发现，失眠或各种类型的睡眠障碍和绝大多数癌症发生存在密切关系，尤其是胃癌、胰腺癌、脑瘤，以及女性的乳腺癌、卵巢癌、肺癌、胆囊癌等。我们发现，有近七成的肿瘤患者长期为失眠所困。

睡眠不好可能致癌，也许危言耸听。但长期睡眠不好提高了患癌风险，却是千真万确的！

● **饮食建议**

限制食用糖分过高的饮料或点心，这类食物会消耗人们体内的 B 族维生素，尤其是维生素 B_6。它能维持神经稳定性、消除焦虑，如果与维生素 B_1、维生素 B_2 相互作用，在脑中合成血清素，有助于体内色氨酸转换成褪黑素，可缓解失眠的问题。

多食用一些有助于镇静安神的食物，如百合、莲子、酸枣仁、龙眼和大枣等。

晚餐喝粥，助眠又安神。小米有很好的安眠作用，可以将适量小米熬成米粥，晚餐或者睡前 1 小时进食，催眠作用也佳。可以多食一些色氨酸含量丰富的食物，如南瓜子仁、墨鱼、牛肉、鸡蛋、干贝、黄豆、虾米、黑豆、紫菜、黑芝麻、葵花子、核桃、龙眼肉、香蕉、大枣、葡萄柚等。

不要过多饮用浓茶或咖啡。浓茶里的茶碱和咖啡中的咖啡因含量都较高，这二者都会刺激神经兴奋，加重失眠问题。

● 食疗推荐方

◆ 大枣柏子仁小米粥

食材：小米 100 克，大枣 10 枚，柏子仁 15 克，白糖 5 克。

做法：柏子仁洗净备用。砂锅洗净，置于火上，将大枣、柏子仁放入砂锅内，加清水用武火煮开后转文火，加入小米，文火煮至粥成黏稠状，加入白糖，搅拌均匀即可。

功效：小米是一种健康食物，具有健脾和胃、补益虚损、和中益胃、除热解毒的作用，常食小米粥还有安神的作用。本品可补血益气、养心安神，对胃癌患者出现失眠、多梦、神经衰弱等症有很好的调养作用。

◆ 佛手郁藻粥

食材：佛手 9 克，合欢花 9 克，郁金 6 克，海藻 15 克，粳米 100 克。

做法：将佛手、合欢花、郁金、海藻洗净，一起放入砂锅内共煎煮，去渣留汁，加入粳米，再添加适量的清水，武火煮沸后，转文火慢熬至粥成。每天 1 次，温热服食，连服 10～15 天。

功效：本方具有疏肝解郁、和胃安神的功效，适用于胃癌肝气犯胃所致的失眠者，临床可见神志不宁、心烦易躁、失眠多梦、心悸气短、上腹隐痛、胁肋不舒、纳呆食少等症。

◆ **莲子核桃炖鹌鹑**

食材：莲子 10 克，核桃仁 10 克，鹌鹑 1 只，盐适量。

做法：鹌鹑宰净去内脏，与核桃仁、莲子同放入炖盅内，加温水适量，隔水炖 1～2 小时，放盐调味后饮汤吃肉，可作为家常菜肴食用。

功效：核桃味甘、性温，可固肾壮腰膝、益智健脑，兼能润肠通便。鹌鹑为益气养血、健脾胃、补五脏之品，配莲子可治健忘失眠、气血虚弱、纳呆便秘、腰膝酸软、头晕眼花等症。本品适合于胃癌患者因气血不足、肝肾亏虚导致的失眠，常见乏力、食欲欠佳、排便无力等症。

八
胃癌患者的饮食误区

　　胃癌患者患病后，经过手术、化疗等治疗，体质较弱，营养状况不佳，很多患者和家属往往急于求补，甚至病急乱投医、病急乱投食，听信坊间各种饮食传闻，结果常常是不仅没补成，消化功能也受损，影响了患者康复，由此而引发的悲剧不在少数。

　　因此，远离饮食传闻，接受科学的饮食指导，是广大胃癌患者的当务之急！

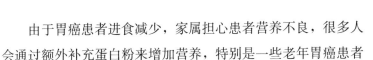

患者需要吃蛋白粉吗

　　由于胃癌患者进食减少，家属担心患者营养不良，很多人会通过额外补充蛋白粉来增加营养，特别是一些老年胃癌患者以及手术以后的患者，服用蛋白粉的现象更是普遍。

　　其实从营养学的角度来看，人体需要各种营养素，没有一种食物或者一种营养素能够完全满足人体的需求。对数千年饮食文化的历史梳理表明：中华民族传统的膳食结构提倡食物来源多样化，不同营养成分的食物互补，全面膳食才能满足人体对各种营养的需求。

对于早期胃癌患者以及康复期胃口较好，食欲不错的患者来说，通过每天正常合理的饮食，如谷类、蔬果、肉蛋奶、豆类等，可以满足人体的营养需要，无须额外补充蛋白粉。

何裕民教授一直指出：滥补无益。今天城市里多见的恶性肿瘤，大多属"富贵病"，本即营养过剩所致。正常进食的情况下，过多服用蛋白粉之类的补品，其实是为癌细胞的快速繁殖，源源不断地输送了营养。

因此，对能正常经口进食、膳食合理均衡、营养较好的胃癌患者来说，从膳食中可以摄入充足的蛋白质，无须额外补充蛋白粉。

而对于体质比较虚弱、进食受限、营养欠佳的胃癌患者，可以补充一些蛋白粉，以弥补营养不足。

在食用蛋白粉时，可以将蛋白粉加在豆浆中，和点心一起食用。蛋白粉中含有多种特殊功能的活性物质，这些活性物质一旦遇到高温就会失去活性。因此，不要将蛋白粉过度加热，最好是用 50 ℃以下的温水冲泡食用。

饮食清淡，不是只能喝粥、吃面条

中医学认为，胃主受纳水谷，为"太仓""水谷之海"。机体的生理活动和气血津液的化生，需要依靠食物的营养。若胃有病变，就会影响胃的受纳功能，而出现各种胃病，包括胃癌。

因此，相对于其他癌症，胃癌患者的脾胃调养显得尤为重要。而在胃癌患者的饮食建议中，饮食清淡几乎是不容置疑的膳食准则。临床上很多患者也是谨遵医嘱，饮食控制得非常严，饮食很谨慎，每天几乎都是粥、面条、蔬果，几乎不敢吃肉，担心吃了会导致病情发作。

其实很多患者对饮食清淡都理解错了。像这样天天喝粥、吃面条，久而久之，会加重患者营养不良问题，对治疗和康复不利，甚至还会出现严重后果。

所谓"饮食清淡"是指不要将食物过度烹饪，饮食不要重口味和过于油腻，适当减少动物性食物的摄入，在此基础上，保证食物选择多样化和营养均衡。

临床上，何裕民教授一直提倡患者要饮食清淡，对此，他对清淡提出了几条原则：做菜的时候少油、少盐、少糖、少调味品。每天的食物种类丰富、粗细粮搭配合理、荤素搭配。以蔬菜、水果、豆制品、粗粮为主，适当添加鸡肉、鱼肉、鸭肉等脂肪含量较少的肉类。

所以，饮食清淡不是苦行僧，要在合理选择食物和烹饪方法的基础上，保证膳食营养。

剩菜剩饭不舍得扔

我们临床注意到，有些上了一定年纪的 60～70 岁的老太太，生了胃癌，觉得很不解，常会问何裕民教授："年轻时生活条件差，几乎没什么可吃的，我平时吃得很清淡，蔬菜也没少吃，饮食很注意，肉吃得也不多，怎么就得了胃癌呢？"有这样疑问的老人，不在少数。

其实通过我们与这些患癌老人的交流发现，这些老年胃癌患者常常有个特点：由于受老观念影响，她们很节俭，一家人吃完饭以后的菜汤、菜脚，她们舍不得倒掉，会一股脑儿吃下去，自己的胃就像个"垃圾桶"；而且对于隔夜饭菜，很多老年人也舍不得倒掉，觉得倒了就是浪费，这种现象在老年人当中很普遍。

一方面菜汤、菜脚里油脂很多；另一方面隔夜菜的色香味已经大打折扣，营养价值明显下降。而且蔬菜里含有一定的硝酸盐，蔬菜烹调后如存放时间过长（如隔夜），在细菌分解作用下，其中的硝酸盐会还原成亚硝酸盐，即使再次加热，也不能去除。而亚硝酸盐在胃部可与胺产生作用，生成亚硝胺。亚硝胺已经被明确是一种致癌物。如果长期摄入一定量的亚硝胺，就有导致癌症的可能。

因此，建议老年人不要吃隔夜菜。在平时做菜时，可根据家庭人口和食量准备饭菜，尽量一次吃完，而且饭菜最好现做现吃。

忌口，要有度

在各种癌症患者的饮食禁忌里，胃癌的饮食禁忌可能是最多的。就医时，医生也会反复提醒患者，这个不能吃，那个不能吃。患者自己也能罗列出一堆的饮食禁区，如忌霉变、坚硬、粗糙、油腻、黏滞不易消化的食物；忌烟、酒、煎、炸、烟熏、腌制、辛辣刺激性食物等。

有的胃癌患者还可能有这样一种观念：就是营养越好，癌细胞就会长得越快，所以就严格控制饮食。除了一些必要的饮食控制以外，鱼、肉、蛋等，患者也很纠结，甚至也不吃了；有的患者油也不吃了；听说蔬菜炒熟后营养价值下降，从此就只吃生蔬菜了；喝中药时不敢吃绿豆，不敢喝绿茶……诸如此类的禁忌很多。

胃癌患者适度而合理的营养是其治疗和康复的有力支持，不仅可以提高临床治疗效果、减少并发症，还可增强机体对放疗、化疗的耐受性，改善胃癌患者的生存质量。但有些患者希望通过"饥饿"疗法把癌细胞给"饿"死。殊不知，这样做的结果是胃癌患者自己最终因为营养不良而被"饿"死了！我们看到不少胃癌患者在去世前极度消瘦，这与肿瘤生长失控导致的过度消耗、机体营养摄入不足、营养物质的代谢异常和营养丢失增加密切相关。

而茶本身就是治病良药，临床上有很多以茶来调配的食疗方，效果甚好。现代医学认为，茶叶对治疗放射性损伤、保护造血功能、提高白细胞数量有一定的作用。茶叶可阻断亚硝胺类致癌物的合成、干扰致癌物在体内活化、清除自由基、抗突变、抑制癌细胞生长、增强机体免疫功能等。

因此，胃癌患者根据医嘱，适当的忌口是必要的，但要针对具体情况，讲究科学。在保证营养的情况下，做到全面膳食，正如《黄帝内经》所云："谷肉果菜，食养尽之。"

补硒，需谨慎

现在很多胃癌患者认为，硒是抗癌的，因此不管是亲友探望赠送，还是自己购买，或者自己抗癌，很多人或多或少都在补硒。

先讲一个真实的故事。

某君，学医出身，20世纪80年代初去美国打拼，搞的是基础医学，没有太大建树，后听说90年代他转而从商。1996年回国，到处推崇硒的产品可以防癌，而且现身说法，自己长期服用，所以没有生癌！曾经找过笔者的导师何裕民教授，要求合作（导师当时门诊的肿瘤患者很多），没有成功。几年后，他在国内置房买车。1999年，查出胃癌，赶紧回美国治疗（因为入了美国籍，可享受免费医疗）。没过几年，听说走于癌症。

之前的许多研究表明，普通人缺硒，如果适当补充，可以改善免疫功能、提高机体抵抗力、增强机体抗氧化能力、直接杀伤肿瘤细胞、阻断肿瘤血管形成、防止肿瘤复发和转移等。

但2007年世界癌症研究基金会指出：有限的证据表明，含硒食物能够预防胃癌和结直肠癌。

笔者认为，一方面，硒是否抗癌，还有待于进一步研究证实；另一方面，即使缺硒的人群，补硒也应遵循"食补为主、药补为辅"的原则。

其实日常生活中含硒的食物很多，如根茎类植物、菌类、菇类、动物内脏、海产品、肉类、大蒜、红薯和银杏等，硒的含量并不低，多吃这些食物可以安全有效地补硒。常吃这类食物者，再补硒似乎是"喝蜂蜜加糖，多此一举"！

青团粽子是禁忌

有位胃癌患者，平素喜欢吃糯米。胃癌术后，她原来很难受，饮食困难。经过较长一段时间中医药调理后，胃口好多了。清明节上海人喜欢吃青团，她就对老公提出要吃青团。老公对她很好，就给她买了几个。她午餐吃了两个青团，吃完后下午就觉得胃肠道不舒服，晚餐吃不下，胃越来越疼，后来被送进医院，诊断为不完全性肠梗阻。

胃癌患者胃肠功能本就虚弱，难以消化黏腻的食物，如青团、粽子、汤圆、年糕等。尽管有的胃癌患者处于康复期，胃口较好，能正常饮食，但经过治疗后消化道还是留有瘢痕，胃肠道的"通行"还有障碍，像糯米之类黏性较大的食物就很可能诱发胃肠道问题。正如这位患者一样，因贪嘴、饮食不慎导致肠道梗阻。

因此，相对于其他非消化道肿瘤患者而言，胃癌患者饮食要格外谨慎，别为了满足一时口腹之欲而出问题。

胃口不好，可以吃点腐乳、酱菜吗

胃癌患者常常会觉得没胃口，不想吃东西，尤其是手术后及化疗期间，胃口更差。往往是家属备足了各种滋补汤，但患者就是不想吃。有的家属和患者对笔者说："吃饭没胃口，想吃点腐乳、酱菜，改善一下胃口，可以吗？但据说腐乳、酱菜之类的腌制食物会致癌，还能吃吗？"

临床上这样的情况非常多，患者及家属很纠结，那到底腐乳、酱菜之类的食物能吃吗？

民间食用腐乳极为普遍，腐乳因其营养价值极高而素有"东方奶酪"之称。中医学认为，腐乳具有养胃调中、润燥除湿等功效。腐乳富含蛋白质、碳水化合物、不饱和脂肪酸、矿物质（钙、磷、铁）及多种维生素等营养成分，作为一种大豆发酵制品，腐乳不仅具有大豆本身含有的多种生理活性物质，如皂苷类、大豆异黄酮类等，而且由于微生物的发酵作用，产生了一些大豆没有的生理活性物质，使得腐乳更具有营养和保健功能。而且经微生物发酵后的腐乳，大豆原有的豆腥味、胀气因子和抗营养因子等得到改善，消化率大大提高，同时产生了多种具有香味的有机酸、醇、酯、氨基酸等物质。经过发酵后，水溶性蛋白质增加，这使得腐乳极易消化，口味鲜美。

因此，对于胃癌见脾胃虚弱、胃口不好、进食不香的患者，喝粥时配点腐乳、酱菜之类的食物，开胃醒脾，能助胃气，增进食欲。只要不是经常吃，或者特别好这一口，适当食用是可以的，患者不用过于担心。

人参、冬虫夏草、石斛等补品，能救命吗

临床上，患者前来就诊，经常看到有些患者的保温杯里，不离人参，说起吃补品，他们也是如数家珍，人参、冬虫夏草、阿胶、鹿茸、燕窝、石斛……有的患者几乎天天吃鳝鱼、泥鳅。反正是有什么好的补品，就吃什么。问他们为何要吃这

么多补品，患者往往说："吃点补品，肯定没坏处；生了这个病，不吃点补品，对不起自己；亲友送的，虽然自己也觉得不一定合适，但不吃也浪费了。"

患癌后，患者希望通过吃补品，提高免疫力，增强抵抗力，可以理解。但患者刚接受各种治疗，身体虚弱，古人讲胃肠"虚不受补"，本来做完治疗后胃肠就比较虚弱，这时再给患者不恰当的进补，反而会给胃肠带来负担。如有些患者服用这些补品后，出现消化不良、腹胀、便秘等滋腻碍胃、内火重的现象。

而且临床观察发现，一些患者服用人参、虫草类补品后，最初可能会感觉身体状态好一些，但复查发现肿瘤并没得到抑制，反而增长加快了。

其实，多数情况下，人参可加强机体的新陈代谢，表现出饮食增加、体力增加、免疫提高等。但是，人参常有促进或刺激代谢之功。就是说，在人参、冬虫夏草等补品的刺激下，正常细胞和异常细胞的活力都被调动起来，好的坏的一起补！其后果，许多情况下是可怕的！

何裕民教授曾对虫草花（也叫北虫草）进行过研究，发现虫草花就有效成分（虫草酸，反映冬虫夏草保健功效的一个关键指标）而言，一点不输给冬虫夏草。而价格却只有冬虫夏草的 1% 左右，价廉，但同样有效！

而且从营养角度来看，这些补品并不比普通食物营养价值高多少。

因此，除老年胃癌患者或体质很弱的胃癌患者，我们主张小剂量人参补益一下以外，一般情况下，不建议用人参、虫草之类的补品。如果患者体质较差，可以配合中医药调整，既可以帮助改善各种症状，还有抑杀癌瘤的作用，很多患者通过中药调整，延长生存期，改善了生活质量。

食欲好、饭量大，就说明消化功能好吗

在诊疗过程中，经常有一些胃癌患者说："我食欲很好，还容易感到饿，这说明我的胃还不错吧?!"有些患者因此而放开肚子，想吃啥就吃啥，饮食上无所顾忌，由此而引发的问题很多!

其实判断胃肠消化功能的好坏不能仅以食欲好、饭量大来衡量。临床上，何裕民教授常常根据患者的舌苔、大小便等来判断患者的胃肠恢复情况，并对患者的饮食加以指导，往往效果良好，患者受益颇多。

如胃癌患者见舌苔白，往往提示体内寒气偏重，平时饭菜里可以多加点生姜，或者吃点姜丝，可以温中祛寒；对于舌苔偏黄厚的患者，建议可以多吃点清热祛火的食物，如绿豆汤、苦瓜、苦菊、西瓜（瓜白部位尤佳）等；如患者见舌体胖大且舌周边有齿痕，常提示体内湿气偏重，可以多吃一些健脾利湿的食物，如薏苡仁、茯苓、砂仁等；也可以烧菜时放一些豆蔻、草果等醒脾祛湿的食物。

如果患者出现便秘，对于年轻的胃癌患者，往往与内热偏盛有关，可多吃一些清火、润肠通便的药食，如火麻仁、柏子仁、苦杏仁、萝卜、鲜生地黄榨汁等；对于老年胃癌患者，或体虚的患者，可以适当吃点补气血的药食，如山药、芝麻、当

归、肉苁蓉等，以促进肠道蠕动。

对于大便溏薄的患者，饮食上以健脾益气为主，可以常食山药、陈皮、白术、扁豆、莲子等。

鸡肉不能吃，能吃鸭肉吗

现在很多胃癌患者对鸡和鸭有误解、偏见，认为鸭是补的，鸡是发的不能吃。

老百姓认为鸡是"发物"，其实从医学观点上看，这种说法是不科学的。所谓"发"，本意是指过敏体质或过敏性疾病，吃了某些食物，特别是异体蛋白类的食物，很容易诱发过敏。但胃癌并非过敏性疾病，故和"发"无关。

另外，从现代营养学角度来看，鸡和鸭都属于家禽类，营养价值都很高，二者营养上差异也不大。鸡和鸭含18％～22％的蛋白质，蛋白质质量较好，脂肪以不饱和脂肪酸为主，消化吸收率高于畜肉，而且还含有丰富的钙、铁、磷和锌等矿物质，以及丰富的B族维生素等。鸡和鸭还含有一些含氮浸出物，如肌肽、肌酸、肌酐、氨基酸等，使得鸡汤和鸭汤呈现浓郁的鲜味。

俗话说"一鸽胜九鸡"，鸽子肉营养丰富，富含钙、铁、铜等矿物质及维生素，鸽子肉所含的烟酸、维生素E、钙和铁的含量都比鸡肉高，特别适合于可以正常进食，但胃口差、食欲欠佳、体质虚弱的胃癌患者。

所以，胃癌患者手术后喝点流质，如清鸡汤、清鸭汤、清鸽子汤，可以补充营养，帮助机体恢复（以农民散养的鸡更合适，少吃饲养场的鸡）；而待患者食欲好了之后，吃点鸡肉、鸭肉或鸽子肉，都未尝不可，只要注意不过量即可。

羊肉、牛肉等红肉能吃吗

以前因为食物短缺，肉类一直是人类梦寐以求的食物。然而，如今肉类不再那么招人喜爱了，因为很多报道都指出，现在的"富贵病"高发，与人们吃太多肉有一定的关系，而且特别强调红肉是很多病的罪魁祸首。

那什么是红肉？所谓"红肉"，主要是指猪、牛、羊肉，此类动物的肌肉、内脏及其制品等呈暗红色，内含血红素较多，故称红肉。

坊间常说的白肉则是指肌肉纤维细腻，脂肪含量较低，脂肪中不饱和脂肪酸含量较高的肉类。简单地说，红肉主要是畜肉；白肉主要指家禽类（含鸟类）和鱼类（含水产类）。

的确，关于红肉对健康的影响，近来一直受到人们的关注。肉类摄入量与胃癌发病概率的关系也屡见报端。据美国研究人员对 12 万民众长达 20 年的追踪调查显示，有 2.4 万人因为经常食用"红肉"而过早死亡，其中 9364 人死于癌症，5910 人死于心脏病。

猪肉、牛肉等红肉还能吃吗？其实红肉富含蛋白质，尤其含有丰富的铁、锌和硒；而且红肉能量高，同样质量的红肉，提供的卡路里比其他肉类多，对于体质虚弱、进食减少的胃癌患者，适当吃点红肉，可以补充能量，增强体力；而且红肉富含铁，是胃癌贫血患者极好的补血佳品。

因此，不要完全拒绝红肉，建议每周红肉的摄入量控制在5次以内，总量在350克左右；另外，提高家禽类和鱼类在肉类摄入中的比例。同时，注意肉类加工方法，肉类中的胆固醇经过高温烹调（如炸、煎、烤）后，很容易发生氧化，对人体危害极大；而且烧烤、油煎等烹调方式，会产生杂环胺类物质，从而激活各种代谢酶活性，诱导脱氧核糖核酸发生变异。

因此，可以适当选择红肉，如猪肉、牛肉、羊肉和兔肉等，把握好食用量即可。同时建议膳食中增加抗氧化食物，如新鲜蔬果、膳食纤维等的摄入，对防治胃癌有积极的作用。

图书在版编目（CIP）数据

生了胃癌，怎么吃 / 何裕民，孙丽红，金泉克著. —
长沙 ： 湖南科学技术出版社，2022.10
（何裕民精准饮食抗癌智慧）
ISBN 978-7-5710-1671-5

Ⅰ．①生… Ⅱ．①何… ②孙… ③金… Ⅲ．①胃癌－
食物疗法 Ⅳ．①R273.520.5

中国版本图书馆 CIP 数据核字(2022)第 129984 号

SHENG LE WEI'AI ZENME CHI

生了胃癌 怎么吃

著　　者：何裕民　孙丽红　金泉克

出 版 人：潘晓山

策划编辑：梅志洁

责任编辑：唐艳辉

出版发行：湖南科学技术出版社

社　　址：长沙市芙蓉中路一段 416 号泊富国际金融中心

网　　址：http://www.hnstp.com

湖南科学技术出版社天猫旗舰店网址：

　　　　　http://hnkjcbs.tmall.com

邮购联系：0731-84375808

印　　刷：湖南省众鑫印务有限公司

　　　　（印装质量问题请直接与本厂联系）

厂　　址：湖南省长沙县榔梨街道梨江大道 20 号

邮　　编：410100

版　　次：2022 年 10 月第 1 版

印　　次：2022 年 10 月第 1 次印刷

开　　本：880mm×1230mm　1/32

印　　张：6.5

字　　数：150 千字

书　　号：ISBN 978-7-5710-1671-5

定　　价：38.00 元